DIE TUBERKULOSE UND IHRE GRENZGEBIETE
IN EINZELDARSTELLUNGEN
BEIHEFTE ZU DEN BEITRÄGEN ZUR KLINIK DER TUBERKULOSE UND
SPEZIFISCHEN TUBERKULOSEFORSCHUNG
HERAUSGEGEBEN VON
L. BRAUER - HAMBURG UND H. ULRICI - SOMMERFELD
BAND 4

STAUBLUNGE
UND
STAUBLUNGENTUBERKULOSE

VON

DR. FRANZ ICKERT

REGIERUNGS- UND MEDIZINALRAT IN GUMBINNEN
EHEMALIG. LEITER DER TUBERKULOSE-FÜRSORGESTELLE
IN MANSFELD

MIT 7 ABBILDUNGEN

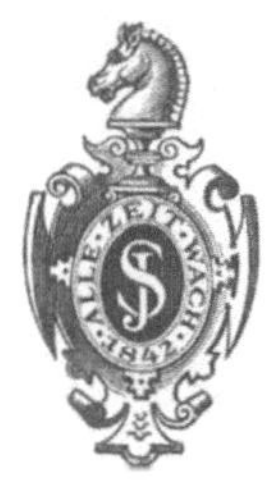

SPRINGER-VERLAG BERLIN HEIDELBERG GMBH

1928

ISBN 978-3-642-98537-9   ISBN 978-3-642-99351-0 (eBook)
DOI 10.1007/978-3-642-99351-0

ALLE RECHTE, INSBESONDERE DAS DER ÜBERSETZUNG
IN FREMDE SPRACHEN, VORBEHALTEN.
COPYRIGHT © 1928 BY SPRINGER-VERLAG BERLIN HEIDELBERG
URSPRÜNGLICH ERSCHIENEN BEI JULIUS SPRINGER IN BERLIN 1928

Vorwort.

Die Gefährlichkeit mancher Staubberufe war schon im Altertum bekannt; jedoch erst am Ausgang des Mittelalters begannen sich die Gelehrten genauer mit den Krankheiten der Staubberufe zu befassen, als einer der ersten PARACELSUS (THEOPHRASTUS VON HOHENSTEIN) in seiner Schrift: „Von der Bergsucht und anderen Bergkrankheiten", wohl zwischen 1531 und 1534 verfaßt (KÖLSCH).

Berühmt ist auch die Abhandlung von RAMAZZINI über die Handwerkerkrankheiten aus dem Jahre 1703. Im 19. Jahrhundert begannen die Lungenveränderungen bei der Ausübung von Staubberufen die Aufmerksamkeit von einigen Pathologen und später auch von Klinikern auf sich zu ziehen. Das klassische Werk von ARNOLD aus dem Jahre 1885 bildet aber den Markstein gegen die neueste Zeit hin. In den letzten 20 Jahren haben sich zwar auch viele deutsche Forscher mit den gewerblichen Staubkrankheiten beschäftigt, viel mehr jedoch Forscher englischer Zunge (England, Südafrika, Amerika). Besonders in England und Südafrika hat nach dem Kriege die Erforschung der Staublunge Fortschritte gezeitigt, welche bei uns infolge der Inflationsverhältnisse nicht bekannt werden konnten. Die in diesen Ländern erhaltenen Ergebnisse haben teilweise ganz neue Gesichtspunkte für das Staublungenproblem gebracht, weiterhin aber haben sie, was von besonderem Wert ist, bereits die Grundlage für mancherlei Gesetzgebung im Sinne des Arbeiterschutzes gebildet, welche auch uns unter Umständen als Vorbild dienen könnte. Zweck der vorliegenden Schrift ist nun, all die neuen Erkenntnisse auf diesem Gebiet nach den verschiedensten Gesichtspunkten kritisch zusammenzufassen, um einen Überblick über den jetzigen Stand des Staublungenproblems und über die Möglichkeit und Aussicht der Verhütung der gewerblichen Stauberkrankungen zu geben.

Gumbinnen, im Oktober 1927.

DR. ICKERT.

Inhaltsverzeichnis.

I. Begriff und Bezeichnung.

Die für die Staublunge früher und auch teilweise noch heute in Laienkreisen gebräuchlichen Namen, wie „Bergsucht", „Bergmannsschwindsucht", „Schleifer- und Töpferschwindsucht", „Miners Phthisis", „Potters Rots", „Grinders disease", „Stone cutter's Phthisis" stellen komplexe Begriffe dar und umfassen einerseits die Staublunge allein, andererseits die Kombination Staublunge + Tuberkulose. Mit diesen Namen ist wissenschaftlich also nicht viel anzufangen.

ZENKER hat 1866 den Namen der „Pneumokoniose" geprägt. *Als „Staublunge" oder „Pneumokoniose" gelten nach der Definition von* WILSON *(1909) diejenigen disseminierten Fibrosen der Lungen, welche durch habituelle Inhalation von Staub in den verschiedenen Gewerbsbetrieben verursacht sind.* In den letzten 50 Jahren sind solche Fibrosen als durch die verschiedensten Staubarten hervorgerufen in der Literatur beschrieben worden. Durch Kohlenstaub in Erscheinung getretene Fibrose nannte man „Anthrakose", durch Kalkstaub entstandene „Chalikose", durch Quarzstaub „Silikose", durch Eisenstaub „Siderose", die Veränderungen an der Lunge durch Tabakstaub „Tabakkose", durch Bäckerei- und Mühlenstaub „Amylose" usw. Das möchte noch hingehen. Aber, wie in Abschnitt III gezeigt wird, entstehen durch organischen Staub gar keine solchen Veränderungen. Außerdem bezeichnet eine ganze Anzahl von Autoren mit „Chalikose" Veränderungen, welche bestimmt der Kieselsäure und ihren Verbindungen, wahrscheinlich aber niemals dem Kalksteinstaub zuzuschreiben sind. Ja PATSCHKOWSKI will bei Kohlenbergwerksarbeitern „Anthrakose" und „Chalikose" unterscheiden, obwohl das schwer sei. Wie wir sehen werden, ist das pathologisch-anatomische Ergebnis von Staubeinatmung, wenn eins zustande kommt, immer Bindegewebsvermehrung = Fibrose. Der Grad der Veränderungen und die Menge der Fibrosen hängen, wie weiter erörtert werden soll, einerseits freilich von der Staubart ab, andererseits, und zwar vorherrschend wahrscheinlich von dem Hinzutreten infektiöser Einflüsse zur Wirkung der gewerblichen Staubeinatmung.

Indem wir uns der WILSONschen Definition anschließen, werden wir im folgenden ausschließlich nur die Ausdrücke *„Pneumokoniose"* oder *„Staublunge"* gebrauchen. Als *„Anthrakose"* werden wir nur die Anhäufung von Kohlenpigment in der Lunge bezeichnen, während die fibrösen Veränderungen der Lunge der Kohlenbergarbeiter auch unter den Begriff der Pneumokoniose fallen. Wenn auch jede Staubtype nach COLLIS ihre Eigenheiten hat, so wollen wir dennoch besser von Pneumokoniose nach Kalkstaub-, nach Gesteinsstaub-, nach Schmirgel- usw. Staubeinatmung sprechen, als gerade von „Chalikose", wenn z. B. vorwiegend Kieselsäure eingeatmet wird.

Die merkwürdig enge Beziehung der Pneumokoniose zur Tuberkulose hatte ICKERT veranlaßt, die Tuberkulose bei den Mansfelder Bergleuten als *„Bergmannstuberkulose"* zu bezeichnen. WATKINS-PITCHFORD spricht von *Tuberkulosilikose,* wenn die Tuberkulose der Silikose aufgepfropft ist, und umgekehrt

von Siliko-*Tuberkulose*. Entsprechend müßten wir nach unseren obigen Darlegungen von Koniotuberkulose oder koniotischer Tuberkulose und von tuberkulöser Pneumokoniose oder Tuberkulopneumokoniose reden. Der Name
Koniotuberkulose im zusammenfassenden Sinne ist schon einmal geprägt; er
hat, wie wir sehen werden, seine Berechtigung. Wir erlauben uns, seine Verwendung allgemein vorzuschlagen, als entsprechende deutsche Bezeichnung
der „Staublungentuberkulose" (Begründung dafür s. Abschnitt V).

II. Organischer und anorganischer Staub.

Zweckmäßigerweise wird der gewöhnlichen Ursache der Pneumokoniose,
dem *anorganischen* (= mineralischer und metallischer Staub) der *organische*
gegenübergestellt. Dieser Begriff umfaßt die Staubarten der organischen
Chemie, darunter besonders verschiedene Teerfarben usw., dann aber auch
animalischen und den vegetabilischen Staub. Eigentlich gehören hierher auch
die Lungenveränderungen, welche durch Pilz- und Mikrobenstaub hervorgerufen werden wie die Aktinomykose, die Blastomykose usw., zum Teil bekannt
als Drescherkrankheiten. Sie zählen aber nicht zu den Pneumokoniosen; eine
Zusammenstellung dieser (durch Jodverbindungen merkwürdigerweise gut zu
beeinflussenden) Krankheiten befindet sich im KOLLE-WASSERMANN (Handbuch
der pathol. Mikroorganismen). Strenggenommen gehörte auch zu den organischen Verbindungen der *Kohlen*staub; in seiner Wirkung teils mit Recht,
teils mit Unrecht; manche Autoren rechnen ihn tatsächlich zu den organischen
Staubarten. Wir werden ihn jedoch im Zusammenhang mit den mineralischen
(d. h. anorganischen) Staubarten abhandeln.

Experimentell hat sich LUBBENAU mit den organischen Staubarten befaßt.
Er prüfte Holz, Elfenbein, Hanf, Tabak, Horn, Getreidemühlenstaub, Leder,
Papier, Filz, auch Kohle, welche er zu dem organischen Staub zählt. Die Versuchstiere, welche ungeheure Mengen von der betreffenden Staubart einzuatmen
hatten, erkrankten an Bronchitis und Bronchopneumonien, am geringsten nach
der Einatmung von Leder-, Papier- und Filzstaub, gar nicht nach der Einatmung von Kohlenstaub. Die Experimente entsprechen aber gar nicht den
Verhältnissen in den Gewerbebetrieben; ihre Ergebnisse können daher nicht auf
den Menschen übertragen werden.

Nach COLLIS können die organischen Staubarten wie die anorganischen
lobuläre und alveoläre Pneumonien verursachen, wenn die eingeatmeten Staubteilchen unter $5\,\mu$ groß sind, da sie nur bei dieser Größe in die Alveolen gelangen
können. Ist die habituell eingeatmete Staubmenge hinreichend groß, so kann
sich immer Bronchitis (d. h. chronische Bronchitis) mit ihren Folgeerscheinungen
wie Emphysem und Bronchiektasen entwickeln. Manchmal entsteht auch
Asthma (s. u.), niemals tritt durch organischen Staub eine Pneumokoniose in
Erscheinung.

GREENHORN (zit. nach LAUDIS) fand allerdings in den Lungen von zwei
Flachshechlern große Mengen von Kieselsäure; beim Flachshecheln auffliegender
Staub enthält jedoch sehr große Mengen von Sand (Quarz). Ebenso besitzt
der beim Teppichweben sich entwickelnde Staub eine Menge von anorganischem
Material (LAUDIS). Findet man also nach Einwirkung von angeblich rein

organischem Staub eine Pneumokoniose, so hat man die Pflicht, die anorganische Ursachenkomponente zu erforschen.

ZENKER hatte den Ausdruck „Tabakkosis" für *Tabaklunge* geprägt. Nach RÖSSLE hat Tabakstaub pathologisch-anatomisch Bronchitis und später eine Atrophie der Schleimhaut der Bronchien zur Folge, aber *keine Fibrose*. Klinisch und röntgenologisch gelangen MÜLLER und BERGHAUS in ihrer ausgezeichneten Arbeit zu demselben Resultat. Die bei Tabakarbeitern bekannte Anfälligkeit und Übersterblichkeit an Tuberkulose führen die beiden Autoren auf die schlechten sozialen Verhältnisse und auf die mangelnde Auslese zurück; die Tabakarbeiter sind alle schwächliche Menschen, welche die Tabakarbeit infolge Not und mangels besser bezahlter Arbeit ergreifen. Im gleichen Sinne spricht sich HOLTZMANN aus.

Bei der klinisch-röntgenologischen Untersuchung von 300 *Baumwollarbeitern* fand SCHILLING niemals Pneumokoniose, dagegen Bronchitis und Emphysem. LAUDIS berichtet von 50 Sektionen bei Webern, Spinnern, Strickern; *niemals* wurde Pneumokoniose festgestellt.

Bei Holzsägearbeitern berichtet GADE über Pneumokoniose mit Asthma; bei näherem Zusehen ergibt sich, daß die Leute *keine* Fibrose hatten, sondern nur *Asthma*.

Wodurch solches Asthma erzeugt wird, ist noch nicht ganz klar. GRIMM bringt *Holzstaub*asthma und Asthma nach *Lederstaub*- oder *Lohestaub*- (= Tannin-) Einatmung mit dem Heufieber zusammen; das Asthma wird als anaphylaktische Erscheinung gedeutet. Derselben Ansicht sind STORM VAN LEEUWEN und KREMER. Bronchialasthma beruhe auf dem Zusammenwirken einer konstitutionellen vegetativen Gleichgewichtsstörung und eines Allergenes. Nach STERNBERG kommt so das Asthma der *Fellfärber und Kürschner* zustande (anaphylaktischer Shock durch Oxydation des Ursols = Phenylendiamin). Hierher gehört nach demselben Autor das Asthma der *Fruchtputzerei* (Müller, Getreidemesser), allerdings wohl durch eine Getreidemilbe verursacht, ferner das Asthma der *Seidenspinner* (mal des brassines, Ursache: Exkremente einer Raupe), das Asthma der *Pharmazeuten*, hervorgerufen durch Ipecacuanha, das Asthma der *Pferdeknechte*, das *Hechelfieber*, das Asthma bei *Jutespinnern* und *Baumwollfabrikarbeitern*. Das Asthma der *Müller* und *Bäcker* führt RAMAZZINI 1700 auf eine Verkleisterung der Lunge zurück; STERNBERG erklärt es als kolloidchemische Wirkung, teils mechanischer, teils anaphylaktischer Art.

Wir haben aus den bisherigen Veröffentlichungen den Schluß zu ziehen: *Organischer Staub (ohne Vermischung mit anorganischem) ist nicht imstande, Pneumokoniose zu verursachen.*

Nicht so einfach lauten die Erfahrungen und Urteile hinsichtlich der gewerblichen Einatmung von anorganischem Staub. Erst in verhältnismäßig neuerer Zeit ist Licht in die Verhältnisse durch systematische Forschung in zweierlei Hinsicht gekommen: durch das *Tierexperiment* und durch systematische *Massenbeobachtung*, einschließlich Statistik. Im folgenden sollen zunächst die Tierexperimente besprochen werden und zwar diejenigen, welche auf Erzeugung einer der menschlichen Pneumokoniose ähnlichen Erkrankung hinzielen (Abschnitt III), getrennt von jenen, welche die Beziehung zwischen Pneumokoniose und Tuberkulose zu ermitteln versuchen (Abschnitt IV). Diesen Abschnitten schließen sich die Untersuchungen, die Staublunge beim Menschen betreffend, an, einschließlich des großen Massenexperimentes, welches man seit 1916 in Südafrika zur Verhütung der Staublunge anstellt.

III. Tierversuche zur Erzeugung reiner Pneumokoniose.

All die älteren Tierversuche betreffs Erzeugung einer der menschlichen Pneumokoniose ähnlichen Erkrankung sind durch die klassische Arbeit von ARNOLD aus dem Jahre 1885 überholt. ARNOLD stellte die Versuche mit verschiedenen Tierarten (Meerschweinchen, Kaninchen, Hunden) bei sehr intensiver Verstäubung und von wechselnder, zum Teil sehr kurzer Dauer an. Er beobachtete Bronchitis und Bronchopneumonien, welche später zu indurativen Veränderungen führten und typische Knötchenbildung (Endoperialveolitis nodosa) zeigten, zum Teil umgeben von mächtigen Bindegewebsmassen. Die Wirkung erfolgte jedoch manchmal erst nach zwei Jahren.

Im Jahre 1907 stellte LUBBENAU ähnliche Versuche mit 28 Staubsorten an, von denen die Tiere 150 g einatmeten. Von mineralischem Staub prüfte er 1. Thomasschlacke, Kalkspat, Erzgestein, Dolomit und Bleiglanz und fand bei diesen Staubarten starke chronische Lungenveränderungen; 2. Sandstein, Porzellan, Zement, Chausseestaub, Glas, Tonschiefer, Galmi — als Ergebnis geringe chronische Veränderungen. 3. Ganz geringe Veränderungen nahm er nach Inhalation von Granit, Marmor, Gips, Ziegel, Blende wahr; 4. gar keine Schädigungen bei den Kohlenstaubversuchen.

In bezug auf die ARNOLDschen Versuche hat ICKERT schon hervorgehoben, daß sie der Wirklichkeit gar nicht entsprechen und zwar besonders hinsichtlich der Staubmenge. Der gleiche Vorwurf ist den LUBBENAUschen Versuchen zu machen. NICOLSON schreibt (sogar in Hinsicht auf die später zu erwähnenden Versuche von MAVROGORDATO): ,,Inhalation von solchen Unmengen von Staub kommt in der Praxis überhaupt nicht vor.'' KÖLSCH gibt an, daß er in den Porzellanfabriken pro Kubikmeter Luft 22—26 mg Staub gefunden habe. DIRKSEN stellte nach JÖTTEN und ARNOLDI im Kohlenbunker eines Schiffes bis zu 2289,7 mg Staub pro Kubikmeter fest. LEHMANN bezeichnet den Staubgehalt bis zu 1 mg pro Kubikmeter als sehr klein, von etwa 5 mg als bescheiden, von etwa 10 mg als erträglich, von etwa 20 mg als unerfreulich, von etwa 30 mg als hoch und von über 100 mg als sehr hoch. ICKERT berechnete, daß die Bergleute des Mansfelder Kupferschieferreviers während 40 Jahre Untertagearbeit zusammen 48—480 g Staub mit der Atemluft aufnehmen[1].

Die Veröffentlichungen aus den letzten Jahren zeigen nun, daß man neuerdings bei den Tierversuchen die Staubmengen den natürlichen Verhältnissen anzupassen versucht hat. Immerhin tauchen immer wieder Einwände auf, daß die beim Tier gewonnenen Ergebnisse nicht ohne weiteres auf den Menschen zu übertragen sind. Einzelne Autoren weisen bereits darauf hin, daß beim Vierfüßler von vornherein die statischen Verhältnisse andere als beim Menschen sein müssen (Lage der Lunge usw.). Weiterhin wird auf die Enge der Meerschweinchennase aufmerksam gemacht. Nicht ganz unwichtig erscheinen

---

[1] Anm. bei der Korrektur: Nach MAVROGORDATO (1926) betrug der Staubgehalt der Luft in den Goldminen vor 1912 über 20 mg pro Kubikmeter z. Z. jedoch nur noch 1—2 mg pro Kubikmeter.

mir aber die Einwände von WILLIS und KRAUSE (WILLIS) zu sein, daß nämlich das gesamte Lymphsystem des Meerschweinchens grundsätzlich anders ist als dasjenige des Menschen, dem letzteren ähnele vielmehr dasjenige der Ratte, weshalb auch bei der Ratte viel besser der menschlichen Lungentuberkulose ähnliche Krankheitsprodukte zu beobachten seien.

Die Ergebnisse der Tierversuche der letzten Jahre sind folgende:

1918 prüfte HALDANE (zit. nach JUNGHANS) verschiedene Staubarten an Schweinen. Er fand, daß nach Inhalation von *genügenden* Staubmengen die Lungen erkranken, und zwar sind die Krankheitserscheinungen bei allen Staubarten dieselben sofort nach ihrem Beginn. Später ändert sich das Bild: nur krystallinische Kieselsäure und Schmirgel hatten bleibende Wirkung, während Ton, Kalk und Kohle später wieder ausgeschieden wurden.

Mit der Kieselsäure beschäftigten sich W. E. GYE und E. H. KETTLE im Jahre 1922 genauer. Schon MELLOR hatte 1918 gefunden, daß die Oberfläche von feinen SiO_2-Körnern durch Gewebssaft häufig angegriffen wird — eine Ansicht, die neuerdings durch eine deutsche Arbeit aus dem Jahre 1926 bestätigt wird (KONRICH), die Quarzkörnchen bedecken sich dabei mit einer Kruste von kolloidalem SiO_2, welch letztere eine toxische Substanz sei. Nach COLLIS vermag die Acidität der SiO_2 die kolloidale Struktur des Gewebes zu verändern. Auf Grund dieser Erfahrungen und Anschauungen injizierten GYE und KETTLE Mäusen 2 mg $Si(OH)_4$ (löslich) bzw. SiO_2 (unlöslich). Zwischen beiden Materialien bestand kein Unterschied in der Wirkung. Binnen 3 Stunden nach der Injektion bildete sich eine mikroskopische Läsion: eine Koagulationsnekrose, darum herum ein Leukocytenwall; nach 10 Tagen war der Herd fibrös organisiert. Kieselsäure und zwar lösliche und unlösliche sehen beide Autoren als Gewebsgift an.

Die *Giftigkeit der Kieselsäure* benutzt auch MAVROGORDATO zur Erklärung seiner Versuche (1922). Nach ihm durchdringt nicht das Staubteilchen das Gewebe, sondern das Gewebe ergreift das Staubteilchen; *Löslichkeit und chemische Trägheit oder Aktivität der Staubteile seien wesentlich*, während Härte und Schärfe der Kanten nur mehr „historisches Interesse" haben — seien doch die in die Alveolen dringenden Staubteile nur zwischen $^1/_4$ und 5 μ groß (bestätigt durch BÖHME). MAVROGORDATO operierte mit geglühtem Staub. Nach Inhalation von *Kohle, Ton* und *Feldspat* liegen die mit den Staubkörnchen beladenen Zellen im Gewebe umher, während sie nach Inhalation von Kieselsäure sich zu Haufen zusammenballen und Knötchen bilden, welche er „*Pseudotuberkel*" nennt. Alle Staubarten haben die Neigung, zur Pleura und zu den pulmonalen Lymphknoten zu wandern. Es folgt Verdickung der Pleura, weiterhin Blockade der Lymphgefäße durch Verstopfung der Lymphwege mit Zellen (die Kieselsäure bewahre die Zellen vor Auflösung und Verdauung), Umwandlung in fibröses Gewebe, Blockade der durchführenden Blutgefäße (später wieder Revascularisation!): kurz drei Produkte: 1. freie Pseudotuberkel in der Lunge, 2. Fibrose von pleuralen Pseudotuberkeln und von pleuralen Lymphsträngen und 3. Fibrose der pulmonalen Lymphstränge und Blutgefäße. — Kohle und Kalk werden rasch beseitigt — eliminiert; ebenso wie SiO_2 wirke RUSS (der letztere ist nach FRUBÖSE ein Gemisch von feinverteilter Kohle mit Teer).

Ferner ließ MAVROGORDATO Meerschweinchen inhalieren: 1. SiO_2 allein, 2. erst SiO_2 und später Kohle, 3. erst Kohle und später SiO_2; Ergebnis: bei

1. Lungen grau, bei 2. Lungen schwarz, bei 3. Lungen weiß. Kohlenstaub wird rasch eliminiert, so daß sich die Kieselsäure noch festsetzen kann (Versuch 2), während die Kieselsäure die Lymphgefäße so blockiert, daß späterhin eingeatmeter Kohlenstaub nicht mehr ausgeschieden werden kann. Wie Kohle verhält sich Schiefer.

WILLIS fand 1921—1922 nach 10 monatigen *Kohlen*staubinhalationen den Staubgehalt der Tierlungen nur wenig vermehrt. Es war keine Fibrose entstanden.

FENN (zit. nach DRINKER) wies 1921 in vitro nach, daß polynucleäre Leukocyten Kohlenpartikel 4 mal so schnell phagocytieren wie Quarz.

GARDNER, LEROY ließ 1923 Meerschweinchen Schmirgelstaub (Carborundum = SiC) in der Dichte einatmen, wie sie für Fabrikräume üblich oder zulässig ist. Erfolg: *keine* Fibrose. — Die weiteren Versuche unternahm der Autor mit verschiedenen Staubarten, welche er Meerschweinchen täglich 8 Stunden 1—2 Jahre lang einatmen ließ (Staubkörnchengröße unter 10 μ), mit folgenden Ergebnissen: 1. *Marmorstaub* ($90^0/_0$ $CaCO_3$ + 1—$2^0/_0$ SiO_2) war in den Geweben löslich. 10 Minuten Inhalation verursachte makroskopische Pigmentation der oberen und paravertebralen Regionen; das Pigment gab aber keine CaO-Reaktion, war vermutlich unlösliche SiO_2. Zuletzt fand sich ein leichter Grad von Fibrose im Mark der tracheabronchialen Lymphdrüsen. Nirgends Calcifikation! 2. *Granitstaub* (SiO_2 + Silicate, zusammen etwa $70^0/_0$) unlöslich. Der Staub wird rasch in die regionalen Lymphknoten geschafft, wo er Fibrose verursacht, weiterhin Stase nach auswärts in den Lungen; diese Stase hat eine entzündliche Verdickung des Gewebes um die Lymphstränge herum zur Folge.

CARLETON stellte 1924 ebenfalls Versuche an Meerschweinchen mit den verschiedensten Staubarten unter Benutzung der MAVROGORDATOschen Apparatur an. Er erzielte Fibrose nach Einatmung von Feldspat ($K_2O \cdot Al_2O_3 \cdot (SiO_2)_6$) und von Feuerstein (Flint), noch mehr bei Verwendung von Glasur, wenig Fibrose bei amorpher Kieselsäure (also ein anderes Ergebnis als bei MAVROGORDATO); keine Fibrose war vorhanden nach Inhalation von Kohle, Schiefer, Kaolin, Feuerstein + Kohle. „Warum ein Staub harmlos ist, ein anderer nicht, ist noch ein ungelöstes Problem." Die Lungen erscheinen empfindlicher gegen unlösliche als gegen lösliche Kieselsäure zu sein; auf Schärfe und Härte des Materiales komme es nicht an.

RONA, ein Assistent von ZIEGLER-Heidehaus, spritzte 1924 Terpentinölruß Kaninchen intravenös ein; nach $3^1/_2$ Monat waren die Lungen makroskopisch noch ohne Veränderungen; mikroskopisch fand sich mäßige interstitielle Bindegewebsvermehrung der Lunge.

COLLIS faßt seine aus Tierversuchen geschöpften Erfahrungen 1926 folgendermaßen zusammen: Organische Staubteilchen wie *Kohle* werden rasch, anorganische wie *Kieselsäure* langsam phagocytiert; wenn aber die Phagocyten in der Funktion der Aufnahme von Staubteilchen durch vorherige Kohlenphagocytose gleichsam erzogen oder geübt seien, nehmen sie dann gleich schnell Glasur, Schmirgel und Quarz auf. *Schmirgelstaub* wird in das Lungengewebe verschleppt, bleibt dort liegen und verursacht keine Reaktion. *Quarz*partikel (SiO_2) lösen sich in den Phagocyten langsam, veranlassen Tod und Mumifikation der Zelle; diese toten Zellen sammeln sich im Lymphsystem und rufen Blockade der Lymphpassagen hervor. Das Endergebnis ist Fibrose in der Lunge. Derselbe

Effekt wird in der Lunge durch Injektion von feinem Kieselstaub oder von löslicher Kieselsäure in das Körpergewebe erreicht.

F. GROSS benutzte zu seinen Versuchen im Jahre 1926/27 im ASCHOFFschen Institute Kaninchen und zwar zur Inhalation von *Holzkohlen-* und *Porzellanfabrikstaub* (letzterer enthielt $99^0/_0$ Quarz $=$ SiO_2). Die Staubkörnchen setzten sich zunächst in den Alveolarbuchten der Bronchioli II. und III. Ordnung fest, später erst in den Alveolargängen und Endsäcken. Die Abwehr des Lungengewebes besteht in vermehrter Schleimsekretion des Bronchialepithels und in lebhafter Phagocytose des Alveolarepitheles. Nach Holzkohlenstaubinhalation erfolgt schnelle Reinigung der Lungen, keine mesenchymale Reaktion. Die Inhalation von Quarzstaub erzeugte schwere Reizung der obengenannten Epithelien; es kommt zur Bildung desquamativ-exsudativer submiliarer Herde. Mesenchymale Reaktion wird beobachtet, aber als Endergebnis *keine Bindegewebsneubildung* gesehen — darin stimmen also die Folgen von Quarz- und von Kohlenstaubinhalation überein.

K. HENIUS und O. RICHERT ließen 1927 Tiere Kohlenstaub einatmen: in der Folge keine Fibrose.

Im Jahre 1927 haben K. W. JÖTTEN und W. ARNOLDI Versuche veröffentlicht, welche im großen Maßstabe und mit neuartiger Apparatur an Kaninchen vorgenommen worden sind. Verwandt wurde ein Stahlschleifstaub von 2—200 μ Durchmesser, ein Porzellanstaub mit $69,25^0/_0$ SiO_2, ein verglastes Silicat darstellend, ein Porzellanstaub (Rohmaterial) mit $65,92^0/_0$ SiO_2, beide Staubarten 1,5—90 μ groß, ein Anthrazitkohlenstaub aus einer westfälischen Zeche, 1—200 μ groß, Kienruß und ferner Kalkstaub (chemisch reines $Ca(OH)_2$), 2—20 μ groß.

Die Ergebnisse sind folgende:

a) Versuche mit *intensiver* Verstäubung: „Der in der Hauptsache aus verglasten Silicaten bestehende Porzellanstaub verhält sich in Kaninchenlungen, wenn er in großen Mengen inhaliert wird, ähnlich wie gewisse motorisch schädliche Gesteinsstaubarten." Wesentlich besser wird der feinteilige zum größten Teile aus Kaolin bestehende Porzellanstaub und noch besser Kohlenstaub vertragen; die Ausscheidung des Kohlenstaubes nach Sistierung der Inhalation ging rasch vonstatten. Entgegen den Erwartungen ist es überall *nur zu einer sehr geringen Entwicklung von Bindegewebe gekommen.* Perialveolitis nodosa wurde nicht beobachtet. Als Todesursache bzw. Ursache der Schädigung bei den spontan zugrunde gegangenen Tieren mußte die hochgradige proliferative Reaktion des Endotheles und der Lungencapillaren angesehen werden. b) Mäßige Verstäubung: Die rechte Lunge der Tiere schien im allgemeinen etwas mehr Staub zu enthalten als die linke, die Lungenspitzen mehr als die Basis. Viel Staub war in der Umgebung der mittleren Bronchien und Gefäße angesammelt. Zunehmend mit der Dauer der Inhalation trat eine herdartige Verdickung und Zellvermehrung der Septen auf, auch *geringe Fibrose.* Sogar nach Inhalation der am meisten reizenden Staubart (Porzellanglasurstaub) tragen die hervorgerufenen Veränderungen an der Lunge zwar einen gewissen pathologischen Charakter, stellen aber keine unmittelbare Schädigung des Organismus dar. Bei den anderen Staubarten waren die Veränderungen wesentlich geringer, fehlten ganz nach Kalkstaubeinatmung.

Während alle die geschilderten Tierversuche sich nur über einen sehr geringen Zeitraum erstreckt haben — nur bei ARNOLD bis 2 Jahre — hat WATKINS-PITCHFORD ein zufälliges Tierexperiment beobachtet. Er berichtet 1917, daß in den Goldminen von Südafrika (Quarz!) ein Maultier starb, welches 6 Jahre untertag gelebt und gearbeitet hatte. Man vermutete, daß das Tier an MINERS' Phthisis verstorben war; aber keine Spur der Erkrankung war in den Lungen zu entdecken, weder *röntgenologisch noch mikroskopisch*.

Überblicken wir die bisherigen Versuche, bei Tieren eine der menschlichen Pneumokoniose *gleiche* Erkrankung durch Staubinhalation zu erzeugen, so muß man gestehen, daß die Versuche bisher fehlgeschlagen sind. Wohl gelingt es, mit Staubmengen, welche denjenigen im Gewerbebetrieb *nicht* entsprechen, bei Tieren schwere Lungenveränderungen wie Bronchitis und Pneumonie und dergleichen hervorzurufen, welche geeignet sind, den Tod der Tiere herbeizuführen. Nur nach Einatmung von Kieselsäure und Schmirgel sind in den Tierlungen Veränderungen beobachtet worden, welche denen der menschlichen Pneumokoniose in mancher Hinsicht ähneln (Pseudotuberkel; MAVROGORDATO). Im großen und ganzen hat man bei übermäßiger und auch bei mäßiger Verstäubung in den einwandfreien Versuchen auffälligerweise nur eine *geringe* Bindegewebsentwicklung feststellen können, welche keineswegs den mächtigen in der menschlichen Staublunge zu findenden Bindegewebsmassen entspricht. Ein Ergebnis scheint sich aber aus der Menge der Versuche als ziemlich gesichert herauszuschälen, das ist die Feststellung der *Giftigkeit bzw. Gefährlichkeit der krystallinischen Kieselsäure,* während Kohlenstaub sich als wenig gefährlich und (kieselsäurefreier) Kalkstaub sich als nahezu ungefährlich erwiesen haben.

IV. Tierversuche zur Ermittelung der Beziehungen zwischen Staublunge und Tuberkulose.

Auf die Tierversuche der älteren Zeit ist zur Klärung der obigen Frage kein besonderer Wert zu legen. ICKERT wies von den deutschen Autoren als erster darauf hin, daß von den ARNOLDschen Tieren 33,3% käsige Prozesse hatten, ohne daß sie irgendwie für die Versuche mit Tuberkelbacillen infiziert worden waren. 39% der ARNOLDschen Tiere sind an Pneumonien verstorben. Den gleichen Einwand muß man gegen die LUBBENAUschen Versuche erheben. Spätere Untersucher bemerken immer wieder, daß viele der Versuchstiere an Friedländerpneumonie zugrunde gehen. Das weist einerseits darauf hin, wie vorsichtig man die Versuche anstellen und auch deuten muß, andererseits, welche störende Rolle Infektionen irgendwelcher Art bei der Erforschung des Staublungen- und des Staublungentuberkuloseproblems spielen.

MAVROGORDATO (1922) hat das einwandfrei gezeigt. Er ließ von zwei Gruppen Meerschweinchen die eine Gruppe *geglühten,* die andere *ungeglühten* Staub aus einer südafrikanischen Goldmine (Quarzstaub) einatmen. Im ersteren Falle sah man nach einiger Zeit nur mit Staub beladene Zellen, später die typischen in Abschnitt III (bei MAVROGORDATO) beschriebenen Knötchen (Pseudotuberkel), welche unvermittelt an normales Lungengewebe grenzen; im zweiten Falle waren anfangs auch nicht mehr staubbeladene Zellen vorhanden als im ersten Falle, aber die Lungen boten das Bild einer frischen Entzündung; im späteren

Bilde schienen die fibrösen Knötchen wie in Granulationsgewebe getaucht (merged into granulation tissue). MAVROGORDATO spricht daher von „infective silicosis"[1].

Speziell zur Ermittelung der Beziehungen zwischen Staublunge und Tuberkulose sind folgende Tierversuche unternommen worden.

PREISS (zit. nach DOMANN) ließ *Eisen*staub und Tuberkelbacillen zusammen Meerschweinchen einatmen; die Tiere erkrankten *nicht* an Tuberkulose, dagegen die Kontrolltiere, welche keinen Staub gleichzeitig erhielten. LUBARSCH zieht aus diesen Versuchen den Schluß, daß die Tuberkulose bei Staublungen eine zur Heilung neigende Form sei infolge *gehemmter Lymphzirkulation* und dadurch *verhinderter Weiterverbreitung*. Die *Blockade der Lymphzirkulation* nach Einatmung von Kieselsäurestaub hat MAVROGORDATO durch seine Untersuchungen zwar neuerdings erst wieder wahrscheinlich gemacht; ob sie jedoch in dem von LUBARSCH behaupteten Sinne im vollen Umfange zur Erklärung des Nichtangehens der Infektion bei den staub- und bacillenexponierten Tieren ausreicht, erscheint fraglich. JÖTTEN und ARNOLDI (s. u.) gelangten jedenfalls bei ihren Tieren nach Inhalation von *Stahl*schleifstaub und Tuberkelbacillen zu ganz anderen Ergebnissen.

1905 hatten J. M. WAINRIGHT und H. J. NICHOLS (zit. nach NICOLSON) durch Kohlenstaub anthrakotisch gemachte Meerschweinchen mit Tuberkelbacillen infiziert; die Lungen der Tiere waren tuberkulosefrei geblieben.

1913 hat CESA BIANCHI Tiere mit verschiedenen Staubarten vorbehandelt und dann mit Tuberkelbacillen infiziert. Die nicht staubvorbehandelten Kontrolltiere blieben am Leben und zeigten eine milde Tuberkulose, während die Staubtiere an einer schweren Lungentuberkulose zugrunde gingen.

In den Experimenten von WILLIS (zit. nach JÖTTEN und ARNOLDI) wiesen die Staubtiere (Weich*kohlen*inhalation) nur wenige andersartige tuberkulöse Prozesse auf als die Normaltiere; für gewöhnlich enthielten ihre Lungen eine größere Anzahl tuberkulöser Herde als die staubfreien Lungen. Die Staubteilchen fanden sich meistens in kleinen Klümpchen innerhalb der tuberkulösen Herde. An der Peripherie schienen sie eine abkapselnde Tendenz zu zeigen und somit die Ausbreitung des tuberkulösen Prozesses aufzuhalten. Nach WILLIS Auffassung hält einerseits die durch Staub hervorgerufene Fibrose die Ausbreitung des tuberkulösen Prozesses auf, andererseits begünstigt die Fibrose infolge der Verlegung der Lymphwege eine Ansammlung von Tuberkelbacillen, woraus zwar eine geringere Ausbreitung der infektiösen Herde, aber eine größere Anzahl von Einzelherden resultiert.

KAHLE fütterte infizierte Meerschweinchen mit Kieselsäurepräparaten und fand, daß die Kieselsäuredarreichung einen hemmenden Einfluß auf die Tuberkulose der Tiere ausübte; der tuberkulöse Krankheitsprozeß nahm einen indurativen Charakter an. Auf diesen Versuch baut sich bekanntlich die Kieselsäuretherapie bei Lungentuberkulose auf.

---

[1] Anm. bei der Korrektur: Neuere Experimente von MAVROGORDATO (1926) bestätigen diese Anschauung; Instillation von Pneumo- oder Streptokokken bei Meerschweinchen nach Staubinhalation ließen nach Monaten in den Lungen der Tiere Veränderungen auftreten, welche der menschlichen Pneumokoniose durchaus ähnlich waren.

Dementgegen konnten GYE und KETTLE, gestützt auf die in Abschnitt III erwähnten Untersuchungen von MELLOR, COLLIS, MAVROGORDATO usw., nachweisen, daß Injektion von Kieselsäurestaub oder von kolloidaler Kieselsäure zusammen mit Tuberkelbacillen sich in der Wirkung verstärkten; die Nekrosen bzw. die Abscesse waren größer und umfangreicher als nach Injektion von Kieselsäure ohne Bacillen und auch größer als nach Injektion von Bacillen ohne Kieselsäure. Im Zentrum der Nekrose vermehrten sich die Bacillen; die Dissemination des Prozesses trat früher und stärker auf als bei Kontrolltieren. In einer anderen Versuchsreihe infizierten GYE und KETTLE Ratten mit Tuberkulose und injizierten später den infizierten Tieren Silica: keine Beeinflussung des tuberkulösen Prozesses in irgendeiner Weise. *Die Bestätigung der KAHLschen Versuche steht demnach noch aus.*

GARDNER veröffentlicht mit DWORSKI und später allein folgende drei Versuchsserien. Benutzt wurden einerseits *Granit-, Marmor-* und *Schmirgelstaub,* andererseits ein Tuberkelbacillenstamm von geringer Virulenz, welcher geeignet war, in der Lunge nach Inhalation typische zerstreute Knötchen hervorzubringen. — 1. Fielen Beginn der Staubexposition und die Bacilleninhalation zeitlich zusammen, so wurde die Virulenz des Bacillenstammes bei *Schmirgelstaub*einatmung gesteigert, und es kam zu progressiven Prozessen. Wenn die Inhalationen einige Monate nach der Infektion begonnen wurden, so gelangte manchmal der im Abheilen begriffene Prozeß zum Wiederaufflackern, auch nach Granit und Marmor, ohne daß einheitlich ein Einfluß der verschiedenen Staubarten festzulegen war. 2. Bei *gleichzeitiger* Exposition für Tuberkelbacillen und Marmor- bzw. Granitstaub wurde der tuberkulöse Prozeß verlangsamt, und es bildeten sich Massen von Narbengewebe, welches calcifizierte Zentren umgab; solche Zentren wurden bei kalkhaltigem und bei kalkfreiem Staub gefunden. 3. Wurden die Lungen *lange Zeit* der Staubinhalation ausgesetzt und *dann* aerogen oder subcutan infiziert, so entwickelte sich im Gegensatz zu den geringen Knötchen der Kontrolltiere eine fortgeschrittene Lungentuberkulose mit Kavernen, am meisten bei Granit, am wenigsten bei Marmor. Die Ursachen liegen nach GARDNER und DWORSKI in einer Verstopfung der Lymphgefäße und seien nicht das Ergebnis einer besonderen Empfänglichkeit der durch Staub gereizten Gewebe oder der Narbengewebe. 4. In einer anderen Versuchsreihe wurde bewiesen, daß sich im Narbengewebe durch nachträgliche Infektion keine Tuberkel hervorrufen lassen. — Aus den Ergebnissen seiner Tierversuche zieht GARDNER für die entsprechenden Verhältnisse beim Menschen folgende Schlüsse:

„Wenn die erste Veränderung durch die Inhalation von Kieselsäurestaub sich nicht in der Lunge, sondern in den tracheobronchialen Lymphknoten befindet, dann dauert es bis zur Entwicklung der Tuberkulose ebensolange, wie notwendig ist, um eine Verstopfung in ihren Sinus zu verursachen. Sind die Lymphknoten normal, so sind Jahre erforderlich, um sie zu verstopfen; sind sie schon verändert, z. B. durch heilende oder geheilte Tuberkulose, so wird es rascher zur Anhäufung von Staub kommen und eine verstopfende Fibrose wird nach kurzer Zeit auftreten." Eine solche Erklärung trägt der Unregelmäßigkeit Rechnung, welche hinsichtlich der Zeit der Entwicklung einer sichtbaren Pneumokoniose in der Industrie beobachtet wird. „In bezug auf die Tuberkuloseinfektion ist gezeigt worden, daß Staubinhalation eine neue Aussaat von Bacillen von alten, nur zum Teil geheilten Herden verursachen kann."

Der „Blockierung der Lymphwege" wird hier in ganz anderer Weise als bei den oben mitgeteilten Untersuchungen eine Rolle zugesprochen: Die am meisten verbreitete Ansicht ist diejenige, daß die „Blockade" die Entwicklung der

Tuberkulose hemmt (JÖTTEN und ARNOLDI), nach GARDNER kann sie sie auch fördern.

Die Versuche GARDNERS weisen immer mehr darauf hin, daß ganz innige merkwürdige Beziehungen zwischen Pneumokoniose und Tuberkulose bestehen, welche leider die GARDNERschen Versuche noch lange nicht befriedigend aufgeklärt haben.

Bemerkenswerte Ergebnisse zeitigten die Versuche von CLAISSE und JOSUÉ (zit. nach STERNBERG): Mit Inhalation von *Ruß* allein erhielten die Forscher niemals Fibrose in den Lungen der Versuchstiere, aber nach Einatmung einer *Mischung von Ruß und Tuberkelbacillen*.

GROSS hat in kurzdauernden Versuchen (Tötung der Tiere $1^1/_2$—$4^1/_2$ Monate nach der Infektion) keine Förderung der Induration des pneumokoniotischen Prozesses, weiterhin aber auch durch die Pneumokoniose weder eine Förderung noch eine Hemmung der Tuberkulose gesehen.

Bei den Versuchen von HENIUS und RICHERT begann die Kohlenstaubexposition der Versuchstiere am Tage der Infektion. Die *Zunahme an Bindegewebe war nur in der Umgebung der tuberkulösen Herde zu sehen*, nicht aber an den Stellen, wo reichliches Pigment vorhanden war. Die Verfasser ziehen den Schluß, daß die Tuberkulose nicht durch die Kohlenstaubinhalation beeinflußt war.

Von großer Wichtigkeit sind die jüngst von JÖTTEN und ARNOLDI veröffentlichten Ergebnisse über Tierversuche aus den Jahren 1924—1926. Wie in Abschnitt III bereits mitgeteilt ist, benutzten diese Forscher *Stahl*schleifstaub, einen harten und einen weichen Porzellanstaub, Kohlenstaub, Ruß und Kalkstaub zu ihren Versuchen. Die Kaninchen wurden eine Zeitlang der Staubinhalation ausgesetzt, dann aerogen oder subcutan infiziert und dann wieder staubexponiert. Übereinstimmend zeigte sich in allen Versuchen, daß der *Stahlschleifstaub die Ansiedelung bzw. Ausbreitung der Tuberkulose befördert*, ja sogar bei einer Reinfektion mit Tuberkulose die durch die Erstinfektion erlangte relative Immunität gegen Tuberkulose zerstört. Die Verfasser sind der Ansicht, daß die Häkchen, Zacken und Kanten des zum großen Teile aus Stahl, zum kleineren Teile aus Schmirgelteilchen bestehenden Stahlschleifstaubes die Ursache dieser verheerenden Wirkung seien; sie sprechen ihnen also eine mechanische Beeinflussung des tuberkulösen Prozesses zu. *Kalkstaub* hatte in den Experimenten mindestens keine Beförderung, eher eine *Hemmung* der Tuberkulose bewirkt; es waren in der Lunge überhaupt keine Teilchen dieses Staubes zu sehen, dafür aber *deutliche Verkalkung der tuberkulösen Herde*. — In bezug auf die anderen Staubarten waren die Ergebnisse nicht ganz einheitlich; jedenfalls zeigten in nachfolgender Reihenfolge *abnehmend* die einzelnen Staubarten einen *verschlimmernden Einfluß auf den Ablauf der Tuberkulose: 1. harter, 2. weicher Porzellanstaub, 3. Kohlenstaub, 4. Ruß*. Die Tuberkelbacillen werden vom Lymphstrom an die gleichen Stellen verschleppt wie die Staubteilchen und führen hier zur Bildung von Tuberkeln, die von Staub durchsetzt sind. Die Bronchiallymphknoten bei infizierten Staubtieren erwiesen sich bei der oben beschriebenen Versuchsanordnung trotz der viel schwereren Lungenveränderungen viel weniger tuberkulös erkrankt als die der staubfreien Tiere, woraus die Verfasser schließen, daß durch *die Blockade der Lymphwege* infolge der vorhergehenden Staubeinatmung die später in die Lunge gelangten *Tuberkel-bacillen nicht bis in die Lymphdrüsen vordringen konnten.* — Viel wichtiger sind eigentlich die Versuche der beiden Forscher mit der *tuberkulösen Reinfektion* (außer mit Stahlschleifstaub): staubexponierte Tiere wurden schwach infiziert, dann wieder staubexponiert und später reinfiziert. Auffällig war bei diesen Tieren *das Auftreten von Bindegewebsneubildungen, die Käseherde waren mehr oder weniger von narbigen Geweben eingeschlossen und abgekapselt; ferner waren die Staubansammlungen häufig von dichtem Bindegewebe umgeben".* Wie es scheint, hat die Reizwirkung des Staubes ein vermehrtes Auftreten der fibrösen Prozesse verursacht, welche ihrerseits den Staub in der Lunge immobilisiert haben. Diese Beobachtungen erinnern an die Auffassung ICKERTS und CLAISSES und JOSUÉS und deuten darauf hin, daß *die indurierenden Prozesse in Staub-lungen jedenfalls in manchen Fällen auf dem Zusammenwirken von Staub und Tuberkulose beruhen*[1]. Weniger Fibrose trat bei den Tieren auf, welche erst infiziert, dann staubexponiert und später reinfiziert worden waren.

Aus *all* den vielen Tierversuchen, von denen diejenigen von JÖTTEN und ARNOLDI große Fortschritte für die Forschung gebracht haben, ist zu schließen, daß *Stahlschleifstaub* der gefährlichste Staub hinsichtlich Entwicklung und Ablauf einer komplizierenden Tuberkulose zu sein scheint. In abnehmender Reihenfolge schließen sich die Staubarten an, welche 1. krystallinische, 2. amorphe und weiche Kieselsäure, 3. Silicate, 4. Schmirgel, 5. Kohle und Ruß, 6. Kalk enthalten. Den Verhältnissen beim Menschen stehen am nächsten die Tier-versuche *mit Staubinhalation und tuberkulöser Reinfektion*; bei solchen Tieren zeigte sich ein Auftreten von *Fibrose,* ein Ergebnis, welches uns bei Besprechung der Pneumokoniose beim Menschen noch öfters beschäftigen wird. Im übrigen spielt die Blockade der Lymphwege irgendeine wichtige Rolle. Durch die bis-herigen Tierversuche ist jedenfalls im großen und ganzen hinsichtlich des Staub-lungentuberkuloseproblems noch nicht eindeutig Klarheit geschaffen.

V. Pathologische Anatomie.

So exakt man bei den Tierversuchen das Problem Staublunge und Staub-lungentuberkulose trennen kann, ist das beim Menschen nicht möglich. Schon die auf Seite 12 zitierten Staubinhalationsversuche an reinfizierten Tieren weisen auf recht innige Beziehungen zwischen Staublunge und Staublungen-tuberkulose hin. Es sollen daher in den folgenden Abschnitten beide Krankheiten immer gemeinsam behandelt werden.

Über den *Staubgehalt* einer menschlichen *Staublunge* liegen eine Reihe von Untersuchungen vor. Eine amerikanische Untersuchungskommission be-richtet, daß in der Lunge eines an Tuberkulose verstorbenen Bergmannes 13 g Gesteinsstaub, bestehend aus 20 Billionen feinster Teilchen ($2-12\ \mu$), vorhanden gewesen seien. KUSSMAUL (zit. nach DOMANN) hat bei einer Stein-hauerlunge 3 mal soviel Kieselsäure gefunden als in sonstigen Lungen von Erwachsenen. BÖHME berechnete einmal bei einem Gesteinshauer 13,2 g Asche gegen 5,0 g einer normalen Lunge, also 8,2 g pathologisch, dazu 5,8 g Kohle, zusammen also 14,0 g pathologische Staubbestandteile. Ein andermal ermittelt

---

[1] Im Original nicht gesperrt gedruckt.

er bei der Lunge eines Bergmannes den Gehalt an Kohle auf 97,2 g und 75,6 g
Asche und kommt nach diesem Fall zu dem Schluß, daß eine durch Steinstaub
veränderte Lunge die Kohle besonders leicht festhalte (s. dazu MAVRO-
GORDATOS Tierversuche, s. o. S. 6). Die normale Kohlenstaubfraktion der
Lunge betrug in den BÖHMEschen Untersuchungen $0,10\%$; sie stieg bei Bergleuten nach der Länge der Arbeitsdauer bis auf $1,81\%$; die normale Sand-(SiO_2)
Fraktion war $0,02\%$, bei Gesteinshauern aber $0,73\%$. ICKERT berechnete,
daß die Bergleute des Mansfelder Kupferschieferbergbaues während ihrer
gesamten jahrelangen Arbeitsdauer unter Tage 48—480 g Staub inhalierten,
die Gesteinshäuer aber, welche diese Arbeit jedoch nur 1—5 Jahre verrichten,
jährlich noch 121 g mehr, also zusammen im Höchstfalle $480 + 605 = 1085$ g
Staub. (Abb. 1.)

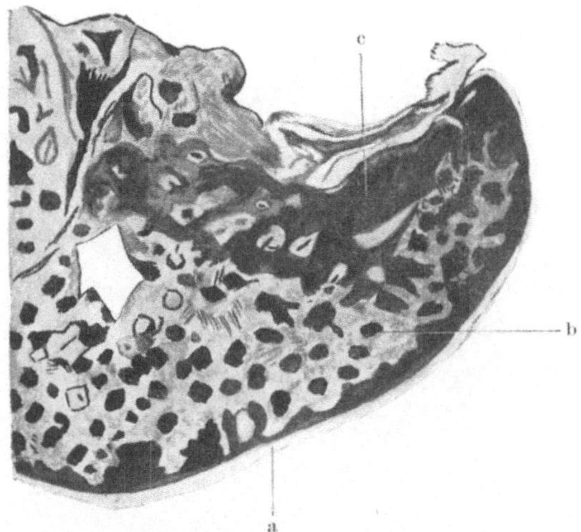

Abb. 1. Durchschnitt durch eine Staublunge Stad. III. a Pleuritis und koniotische Veränderungen
nahe der Pleura, b Einzelknoten, c) fibröse (schiefrige) Massen. Entnommen aus ICKERT, Staublunge
und Tuberkulose bei den Bergleuten des Mansfelder Kupferschieferbergbaues. Tuberkulose-Bibliothek,
Heft 15, S. 19. Leipzig: J. A. Barth 1924. Mit Genehmigung des Verlegers.

Die in der Literatur verstreuten Beschreibungen der *Leichen*lungen von
Pneumokoniotikern sind bei allen Staubarten im Grunde immer die gleichen.
Meistenteils sind die Lungen mit der Brustwand durch mehr oder weniger dicke
Bindegewebsmassen verwachsen. Auf dem Durchschnitt ist die Lunge überall
mit schwieligen Knötchen und langgestreckten Schwielen durchzogen, stellenweise so dicht, daß vom normalen Lungengewebe kaum noch etwas erhalten ist,
an anderen Stellen sieht man inmitten schwieliger Umrahmung emphysematöses
Lungengewebe (DOMANN). Auch Kavernen werden öfters angetroffen, außerdem
zwischen den Schwielen und Knötchen Bezirke von zusammengedrängtem
(atelektatischem) Lungengewebe. Die Farbe der Knötchen und Schwielen
variiert zwischen weiß, grau und schwarz, je nach dem Gehalt an Kohlenpigment; ihre Konsistenz bezeichnet HUEBSCHMANN (bei ICKERT) als „hart-
gummiartig". Die Intensität der Veränderungen ist verschieden, es gibt Fälle
leichtesten und schwersten Grades. So äußert sich BÖHME über den Befund
in dem einen seiner Fälle sehr treffend: „Die ganze rechte Lunge ist starr,
wenig lufthaltig, tiefschwarz. Auf dem Durchschnitt ist Gewebszeichnung nicht

zu erkennen, es liegt eine homogene schiefrige Masse vor; im Oberlappen mehrere zusammenhängende Zerfallshöhlchen mit flüssigem schwarzen Inhalt". Der Lungenprozeß wird von manchen (KOOPMANN, LEHMANN) als chronische Pneumonie, chronische interstitielle Pneumonie mit Peribronchitis und Periarteriitis chronica s. nodosa bezeichnet. Dazu gesellen sich immer mächtige fibröse Veränderungen der tracheobronchialen Lymphknoten.

Die Wand von pneumokoniotischen *Kavernen* zeigt nach ROUBIER eine diffuse anthrakotische Sklerose, weiter endoperiarteriitische Läsionen, Abwesenheit von alveolären Neubildungen (kubisches Epithel), Inseln von Nekrose, keine Riesenzellen, keine tuberkulösen Knötchen. Nach ROSENTHAL (zit. nach ROUBIER) können sich pneumokoniotische Kavernen auch nach gangränösen

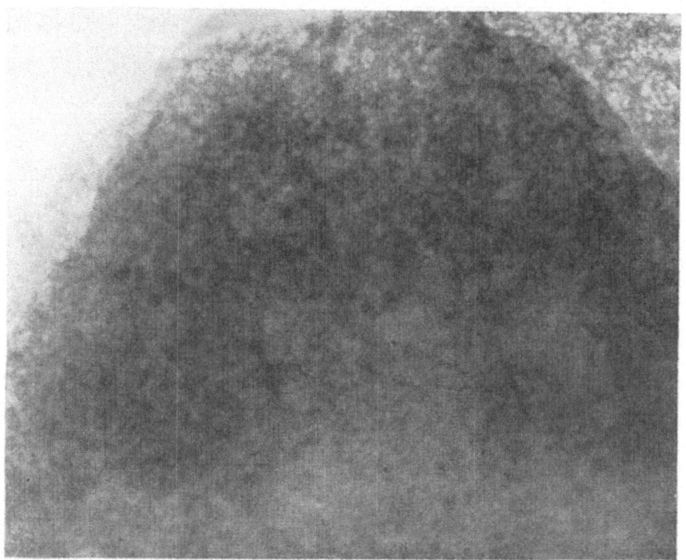

Abb. 2. Ausschnitt von einem Röntgenphoto einer Leichenlunge mit Pneumokoniose Stad. I—II. natürliche Größe. Man beachte die vielen etwa stecknadelkopfgroßen Knötchenschatten.

Bronchopneumonien bilden, nach anderen Autoren sind Kavernen bisweilen die Folge ischiämischer Nekrose: Blockade und Abdrosselung der Blutgefäße usw. Nach WATKINS-PITCHFORD (s. weiter unten) neigt in pneumokoniotischen Lungen neugebildetes Gewebe, zumal wenn es unter dem Einfluß des Tuberkelbacillus steht, sowieso zur Nekrose. KOOPMANN fand in der Umgebung von Kavernen Infiltrate von Epitheloidzellen, auch in der Adventitia größerer Gefäße.

Die *diffusen Indurationen* bestehen nach HUEBSCHMANN (s. ICKERT) zum größten Teile aus sehr derbem, grobfaserigen, zum Teil hyalinen Bindegewebe.

Mikroskopisch enthalten die *Knötchen* meist in einem mehr oder weniger strukturlosen Zentrum Staubkörnchen, nach der Peripherie zu aber konzentrisch geschichtete Fasern, strukturlos oder mit spindeligen Kernen.

RINDFLEISCH (zit. nach DOMANN) sieht die Knötchen als im Verlauf der Lymphbahnen liegend an, eine Anschauung, welcher man häufiger begegnet

und welche durch die auf Seite 5 beschriebenen Experimente von MAVRO-
GORDATO eine gute Stütze erhalten hat: Ansammlung der staubführenden
Stellen in den Lymphräumen, besonders in den perivasculären, zur Blockade
der Lymphräume und zuletzt der Blutgefäße führend[1].

Nach SHATTOCK (zit. nach NICOLSON) ist jeder der Staubknoten mit einem
ernährenden Blutgefäß versehen.

In neueren, noch nicht anderweitig veröffentlichten Untersuchungen habe
ich selbst zusammen mit Med.-Rat SCHAEDE-Gumbinnen an Serienschnitten
einer Mansfelder Lunge gefunden, daß verschiedene Arten von Knötchen mikroskopisch zu unterscheiden waren, zum mindesten zwei Arten: 1. Knötchen,

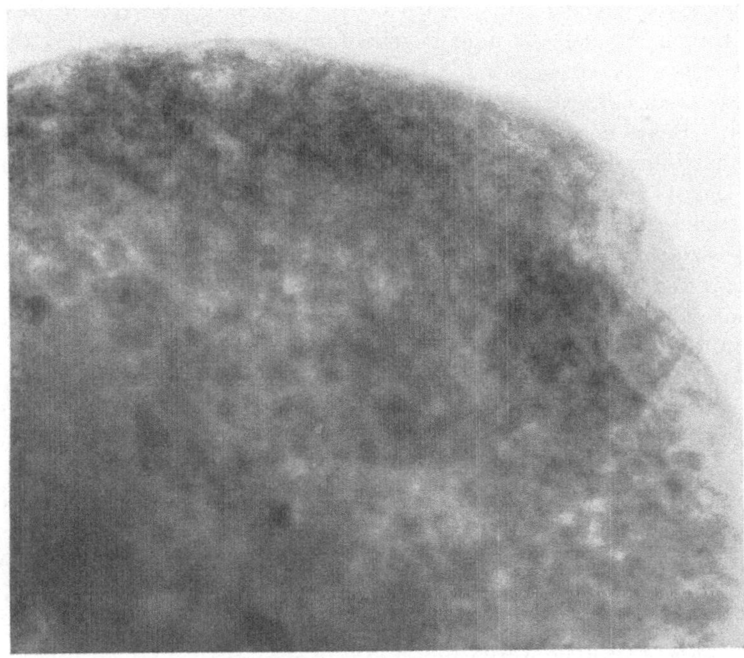

Abb. 3. Ausschnitt von einem Röntgenphoto einer Leichenlunge mit Pneumokoniose Stad. I—III,
natürliche Größe. Knötchenschatten etwa sagokorngroß; stellenweise Ballung.

in deren Mitte man ein Blutgefäß, wenn es auch noch so winzig ist, erkennt
— meinetwegen als „Blockadeknötchen" zu bezeichnen; diese Knötchen
bildeten die Mehrzahl; 2. *Knötchen, welche nach ihrem Aufbau durchaus den
PUHLschen Herden*, also tuberkulösen Reinfektionsherden entsprechen: in der
Mitte eine mehr oder minder homogene Masse, Pigment enthaltend, darum
eine Zone hyalinen Bindegewebes mit wenigen spindeligen Kernen, außen
eine atelektatische Zone mit mehr oder wenig veränderten Alveolen, Pigment,
Staubzellen, Fibroblasten aufweisend. Der tuberkulöse Ursprung der PUHLschen
Herde ist zur Zeit noch unbestritten, wenn man auch vermuten kann, daß

---

[1] Anm. bei der Korrektur: Neuerdings berichtet MAVROGORDATO (1926), daß er solche
Knötchen auch bei Einführung von toten Tuberkelbacillen in der Lunge von Versuchs-
tieren hat entstehen sehen, desgl. SATA (1927) nach Injektion von „Tuberkelbacillen-
pulver".

der PUHLsche Herd vielleicht auch noch das Produkt eines andersartigen entzündlichen Prozesses sein kann.

In der „siderotischen Lunge", welche STAUB-ÖTIKER beschreibt, legte sich um die Knoten eine schmale Zone sehr kernreichen Bindegewebes und jenseits dieser eine breite Schicht, die noch deutlich die Struktur der Lungen aufwies. MAVROGORDATO betont, daß rein silikotische Knötchen in normales Lungengewebe übergehen; sei aber eine Pneumokoniose mit irgendwelcher Infektion (am häufigsten kommt dabei die Tuberkulose in Frage) verbunden, so erscheinen die Knötchen wie in Granulationsgewebe „getaucht" *(infective silicosis)*.

ARAI (zit. nach DOMANN) nimmt auch zwei Arten von Knötchen an: die der einen Art seien weniger scharf begrenzt und bestünden aus großen protoplasmareichen ovalen oder polygonalen Zellen mit länglichem, bläschenförmigem, manchmal auch spindeligem oder flaschenförmigem Kern. Über die Natur der Knötchen schweigt er sich aus. Die Beschreibung ARAIs bezieht sich auf frische Knötchen, während diejenige ICKERTs (s. o.) sich auf ältere Knötchen beschränkt. Beide decken sich aber, als verschiedene Entwicklungsstufen aufgefaßt, nahezu mit derjenigen von WATKINS-PITCHFORD: Infiltration der kleinen fibrösen Depots mit kleinen Rundzellen und übermäßiger Produktion von fibroplastischen Zellen, ein Prozeß, den der letztere Forscher als „TuberculoSilicosis" bezeichnet (Abb. 2[1]).

KOOPMANN fand Knötchen, welche kernarmes bis kernloses fibröses Bindegewebe enthielten, daneben aber auch solche mit mächtigen Rundzelleninfiltraten und Plasmazellen.

HUEBSCHMANN (bei ICKERT) hat die Leichenlungen der Mansfelder Bergleute untersucht. In der Lunge eines Bergmannes mit 40 Jahren Untertagearbeit war das Gewebe auf der Schnittfläche mit unregelmäßig gestalteten Flecken und Netzen durchsetzt; das Gewebe zeigte geringe Starrheit; mikroskopisch waren eigentliche Indurationen nicht nachweisbar, wohl aber eine leichte Vermehrung des interstitiellen Bindegewebes und darin, ebenso wie in den Alveolen, relativ reichlich Kohlenpigment. In einem zweiten Falle (35 Jahre untertags) (Abb. 3) fand er im Lungengewebe ziemlich reichlich hartgummiartige schwarze Knoten, aus einem grobfaserigen fibrösen, zum Teil völlig hyalinen, kernarmen Gewebe bestehend; *zum Teil* aber waren die Herde etwas zackig und *nicht ganz scharf begrenzt.* In der Lunge eines dritten Bergmannes (Pneumokoniose + Tuberkulose) waren eben solche Knoten zu finden, aus derbem Bindegewebe bestehend, an anderer Stelle aber sah man an der Peripherie dieser Herde Rundzelleninfiltrate und auch viele uncharakteristische epitheloide Zellen und typische LANGHANSsche Riesenzellen; *„von diesem tuberkulösen Gewebe zu den hyalinen Narben fanden sich fließende Übergänge".*

Überblickt man all die verschiedenen Beschreibungen der Staubknoten, so erscheint die MAVROGORDATOsche Annahme wohl berechtigt, daß es mindestens drei Arten von Staubknötchen gibt: 1. Die „Blockadeknötchen", 2. die in normalem oder fast normalem Lungengewebe scharf abgesetzten Knötchen, nach MAVROGORDATO die reinen Pneumokoniose- oder Silikoseknötchen darstellend („Pseudotuberkel") und 3. Knötchen entzündlichen

---

[1] Die Abbildungen 2—7 hat mir Herr Dr. REDEKER aus dem Material der Fürsorgestelle für Lungenkranke in Mansfeld liebenswürdigerweise für die vorstehende Veröffentlichung zur Verfügung gestellt.

Ursprungs mit einer Umrandung von atelektatischem Lungengewebe, den PuHL-schen Herden gleichend (nach MAVROGORDATO „infective silicosis"), von hier bis zum Tuberkulosegewebe nach HUEBSCHMANN fließende Übergänge.

Das Gesamtbild einer pneumokoniotischen Lunge hat entschieden viel Ähnlichkeit mit dem der Tuberkulose. Es sind zwar im Laufe der Zeit eine ganze Anzahl von Fällen veröffentlicht worden, unter anderem von BÖHME, EDLING, wo in den Leichenlungen jedwede Tuberkulose vermißt wurde. Wenn man jedoch die gesamte Fülle der veröffentlichten Sektionsprotokolle von Staublungen genau studiert, so ist man überrascht, *wie wenig häufig* solche Fälle von Pneumo-koniose *ohne* jegliches Zeichen von Tuberkulose sind — ich rechne dabei die Fälle nicht mit, wo etwa nur ein verkalkter Primärherd gefunden wurde. Wenn man genau zusieht, so ist überraschend oft hier oder da doch noch ein alter Käseherd oder dergleichen verzeichnet, auf welchen freilich die Autoren nicht viel Gewicht legen, da sie in den Staubschwielen und -knötchen der betreffenden Lunge keine Tuberkel gefunden hatten. Ich muß betonen, daß ich hier nur die angeblich völlig von Tuberkulose freien Staublungenfälle im Auge habe.

Tatsächlich ist, wie allgemein bekannt, öfter Pneumokoniose mit Tuber-kulose vergesellschaftert. Die Tuberkulose ist häufig die Endkomplikation, an welcher der Patient schließlich zugrunde geht. Wie häufig diese Kompli-kation gefunden wird, wird in den statistischen Abschnitten IX und X erörtert werden. Hier sei nur auf den Widerstreit der Meinungen eingegangen, von denen die eine lautet, daß die Tuberkulose eine *gefährliche* Komplikation für die Pneumokoniose sei — weil sie eben häufig die Endkomplikation darstellt, die andere aber, daß die Pneumokoniose auf den Verlauf einer Tuberkulose *günstig* oder sogar *heilend* wirke.

Zunächst äußert sich FRÄNKEL (zit. nach JÖTTEN und ARNOLDI) darüber in dem Sinne, daß eine *gering* entwickelte Staublunge die Tuberkulose fördere, eine stärkere sie dagegen hemme. Leider kann man auch genau das Gegenteil behaupten.

Die Erfahrungen der letzten 20 Jahre haben uns gelehrt, daß akute rasch verlaufende Formen von Lungentuberkulose (z. B. käsige Lobärpneumonien) in Verbindung mit Pneumokoniose nur selten beobachtet werden (BÖHME, ICKERT, RÖSSLE).

In der Hauptsache werden bei der Verbindung der Staublunge mit der Tuberkulose oder auch bei der Komplikation der Lungentuberkulose mit Pneumo-koniose cirrhotische tuberkulöse Lungenveränderungen gefunden, welche sich von den indurativen Herden der Staublunge um nichts zu unterscheiden brauchen. Mit anderen Worten: Die *Tuberkulose in der Staublunge weist weit überwiegend die cirrhotische Form auf und bevorzugt chronischen Verlauf.* Zu diesen indura-tiven Herden in mehr Schwielenform kommen aber noch die typischen Knoten, welche nach den obigen Ausführungen teils rein pneumokoniotischen, teils koniotisch-tuberkulösen Ursprungs sind. Die Kombination der Staublunge mit der Tuberkulose zeigt demnach eine Verflechtung, welche das pathologisch-anatomische Bild immerhin sehr deutlich von dem einer gewöhnlichen cirrho-tischen Lungentuberkulose unterscheidet.

Ein solcher Einfluß der Staubveränderungen auf den komplizierenden Verlauf einer Tuberkulose ist für den Befallenen an und für sich erfreulich, doch warnt ENGEL mit Recht davor, diesen Einfluß derart in den Vordergrund zu stellen, daß man *allgemein* Staubarbeit und Staubberufe als nützlich und heilend für Lungentuberkulöse ansehen will; denn man komme einerseits um die Annahme einer Begünstigung der Tuberkuloseinfektion durch die Staubarbeit doch nicht ganz herum, und andererseits sei die Tuberkulose immer noch eine der Haupttodesursachen in gewissen Staubberufen.

Jedenfalls ist die gewöhnliche Verlaufsart der Kombination Pneumokoniose und Tuberkulose in Form von chronisch indurierenden Lungenveränderungen eine überaus wichtige Tatsache, welche bereits verschiedene Erklärungsversuche veranlaßt hat. Der älteste davon ist die Anschauung, daß die Blockade der Lymphwege die Tuberkuloseausbreitung hemmt (FRÄNKEL). Daß diese Blockade das Vordringen der Tuberkelbacillen bis zu den bronchopulmonalen Lymphknoten verhindern kann, ist durch die Experimente von JÖTTEN und ARNOLDI bewiesen worden. Bereits MERKEL (zit. nach ENGEL) hat darauf hingewiesen, daß in tuberkulösen Eisenlungen die Bronchialdrüsen regelmäßig frei von Tuberkelbacillen und von tuberkulösen Veränderungen waren. Indessen kann die Theorie der Lymphwegblockade nur dafür den Beweis erbringen, daß der tuberkulöse Prozeß an der Ausbreitung bzw. an der Generalisation verhindert wird und auf lokale Bezirke beschränkt bleibt. Auch RÖSSLE ist von dieser Blockadetheorie nicht befriedigt und sieht den springenden Punkt in der infektionswidrigen unspezifischen Entzündung, welche durch den Staub unterhalten wird; nach ihm kommt gerade der *Kieselsäure* eine die Vernarbung begünstigende Wirkung zu. Ich selbst halte die Lymphwegblockade auch nicht für das einzige wesentliche Moment für die indurierende Form bei der Staublungentuberkulose. Die Blockade würde nämlich nicht verhindern können, daß in Staublungen sog. (tuberkulöse) „Frühinfiltrate" sich entwickeln, da die Entstehung dieses Krankheitsprozesses nicht von der Durchgängigkeit der Lymphwege als vielmehr nur davon abhängt, daß der Körper sich im „Überempfindlichkeitsstadium" (Sekundärstadium nach RANKE) befindet; im tuberkulösen Narbengewebe aber, wo die Lymphwege auch mehr oder weniger gesperrt sind, kann sich ungehindert ein sog. „Spätinfiltrat" (nach REDECKER) ausbilden. Ich habe jedenfalls solche Formen, d. h. Infiltrate bei den Mansfelder staubkranken Bergleuten nur ganz ausnahmsweise gesehen. Meiner Ansicht nach spielen hier *immunbiologische* Verhältnisse mit, welche noch weiterer Aufklärung bedürfen. Immunbiologisch gehört mächtige Bindegewebsentwicklung zur tertiären Form der Tuberkulose. Es ist sicher kein Zufall, daß JÖTTEN und ARNOLDI indurierende Lungenveränderungen ausschließlich bei ihren *Staubversuchen mit reinfizierten Tieren* gefunden haben, sie aber bei den anderen Versuchen mit nichtinfizierten und mit primärinfizierten Tieren stets vermißten.

Die Frage, ob die Tuberkulose oder die Pneumokoniose das Primäre ist, derart, daß einer der Prozesse dem anderen aufgepfropft wird, ist generell nicht zu entscheiden; es kommt jedenfalls beides vor. Aus den Tierexperimenten von GYE und KETTLE geht jedenfalls hervor, daß in alte (gefäßlose) Narben keine Tuberkelbacillen mehr gelangen und Tuberkel bilden können; nur aus alten, in den Narben bereits von früher her eingeschlossenen Herdchen können sich innerhalb von Narben frische tuberkulöse Herde entwickeln. Das Gegenstück ist dazu die Erfahrung BÖHMES, daß alte tuberkulöse Herde mit Vorliebe pneumokoniotisch werden. MERKEL äußert sich bereits 1888 über diesen Gegenstand folgendermaßen: „Die Tuberkelbacillen in der siderotischen

Lunge finden wir nicht in dem noch besseren lufthaltigen Gewebe, sondern in den Knoten um den Staub herum, in den dichtesten, staubüberfüllten Schwielen. ....Daraus schließe ich, daß die Bacillen höchstwahrscheinlich vor dem Beginn der Siderose aufgenommen werden oder doch, daß ihre Einwanderung mit dem Beginne der Staubeinatmung zusammenfiel. Gerade die Seltenheit der reinen Siderose ohne Phthise spricht für die Richtigkeit dieser Annahme". HUEBSCHMANN (zit. bei ICKERT), welcher in den tuberkulösen und in den nicht-tuberkulösen Mansfelder Staublungen alle Übergänge von typischem tuberkulösem Gewebe zu den schwieligen und anthrakotischen Narben fand, nimmt ganz im Sinne RIBBERTS an, daß sämtliche Indurationen in den untersuchten Lungen und die Bronchialdrüsenindurationen *der gemeinsamen Einwirkung der Tuberkelbacillen und des Kohlenstaubes ihre Entstehung verdanken.* ICKERT hat diese Untersuchungen durch klinische, serologische und epidemiologische Untersuchungen ergänzt und hat sich 1923/24 zu der Anschauung bekannt, daß *beim Zustandekommen der meisten pneumokoniotischen Lungenveränderungen ein infektiöser Einfluß, in erster Linie von seiten des Tuberkelbacillus* eine Rolle spielt, und daß bei der Bekämpfung bzw. Verhütung der Pneumokoniose vorzugsweise diesem Umstande Rechnung zu tragen sei.

Im gleichen Jahre wie HUEBSCHMANN und ICKERT (1923/24) und unabhängig von diesen beiden ist WATKINS-PITCHFORD zu der gleichen Ansicht gelangt. Seine Erfahrungen fallen um so mehr ins Gewicht, als sie aus einem Institute stammen, welches hinsichtlich Ausstattung, Betrieb und Material auf der ganzen Welt noch nicht seines gleichen hat. Das Institut wird in Abschnitt XIV noch genauer besprochen werden. 1927 hat WATKINS-PITCHFORD seine Erfahrungen und Anschauungen folgendermaßen zusammengefaßt:

Zum Zustandekommen der pneumokoniotischen Lungenveränderungen gehört ein 1. Faktor: der Eintritt erheblicher Mengen von krystalloider SiO_2 in die Lymphgefäße. Gewöhnlich wird der Staub in Bindegewebe eingeschlossen, meist aber durch einen 2. Faktor beeinflußt: durch die tuberkulöse Infektion (vorher, gleichzeitig oder nachher). In der weitaus größten Mehrzahl der Fälle liegt dem Erscheinen der Silikosis, auch der einfachen Form, eine tuberkulöse Infektion zugrunde. Die (rein) silikotischen Knoten werden bis 3—4 mm, selten 6 mm im Durchschnitt groß, sind umgeben von normalem Lungengewebe; sie verschwinden wieder nach vielen Jahren (nach Aufhören der Staubinhalation) und ohne tuberkulöse Infektion. Bei der Kombination Silikose mit Tuberkulose enthält das neue Bindegewebe hauptsächlich endotheliale Zellen; es ist nicht scharf vom umgebenden Gewebe abgesetzt, vielmehr zeigt sich ein gradweiser Übergang durch eine Zone von Lymphocyten. Spezifisch ist die Infiltration der interalveolären, perilobulären, perivasculären und peribronchialen Lymphspalten mit jungem und übermäßigem Bindegewebe. Die Lobuli werden zu tuberkulo-silikotischen oder siliko-tuberkulösen Knötchen, 3—8 mm groß. Dazu werden große feste Massen gebildet (fibrotic consolidations). Die pathologischen Untersuchungen haben WATKINS-PITCHFORD gezeigt, daß die Tuberkulose bei den Europäern von einem oder mehreren alten silikotischen Knoten ausgeht, in deren Innern die Infektion für lange Zeit geruht hat. Bei den eingeborenen Arbeitern entwickelt sich beides zusammen. Bei Individuen mit geringer Resistenz gegen Tuberkelbacillen (z. B. bei den Negern) geht die Induration sehr schnell vor sich. Das junge Bindegewebe neigt zur Nekrose.

Wenn auch die Lymphwegblockade einen wichtigen Faktor darstellt, so bricht sich nach alledem die Ansicht, daß für das Zustandekommen der meisten schweren pneumokoniotischen Lungenveränderungen sicher nicht nur der Staub, sondern auch Infektionen, insbesondere die tuberkulöse, maßgebend sind, immer mehr Bahn. Die Kombination Pneumokoniose + Tuberkulose ist aber *ein Krankheitsbild für sich,* nahezu einheitlich für sich abgeschlossen, ausgezeichnet durch die typische Knoten- und Bindegewebsbildung. Lymphwegblockade, Staubart und vor allem immunbiologische Verhältnisse sind ausschlaggebend für den Grad ihrer Entwicklung.

Wir leiten aus diesen Erwägungen die Berechtigung ab, diese Kombination *„Staublungentuberkulose"* bzw. *„Koniotuberkulose"* oder *„Tuberkulokoniose"* zu nennen; wir schließen uns damit nur den Bezeichnungen Tuberkulo-Silikosis und Silikotuberkulosis von WATKINS-PITCHFORD an [1].

Anhang.

Über die Natur der Staubzellen.

Es war eine alte Lehre der allgemeinen Pathologie, daß die eingeatmeten Staubkörnchen zwischen der Mittelleiste der Epithelien in die Alveolarwände eindringen und dann im interstitiellen Lungengewebe liegen bleiben können. MAVROGORDATO wendet sich dagegen mit den Worten: „Nicht das Staubteilchen durchdringt das Gewebe, sondern das Gewebe ergreift das Staubteilchen". Welche Zellart dies besorgt, d. h. welche Zellart die Phagocyten liefert, darüber sind sehr zahlreiche Untersuchungen angestellt worden. Manche Untersucher meinen, die Staubzellen seien Alveolarepithelien, andere weisen endothelialen Ursprung nach, wieder andere nehmen eine vermittelnde Stellung ein.

GARDNER vermißte bei seinen Staubversuchen Mitosen am Alveolarepithel, sah aber solche zahlreich am Endothel der alveolaren Capillaren, tritt daher für den endothelialen Ursprung der Staubzellen ein, desgleichen SLOVANSKY, TSCHISTOWITSCH, FOXOT, PERAR und MALLORY (zit. nach DRINKER). Die letzten beiden injizierten Isaminblau intravenös; daraufhin erschienen in Leber und Lymphknötchen, aber nicht in der Lunge des betreffenden Tieres blaugefärbte Zellen; injizierten sie aber intravenös Isaminblau und intratracheal Carmin, so tauchten in den Alveolen blaugefärbte, also endotheliale Phagocyten auf, die Alveolarepithelien enthielten niemals Carmin; die Phagocyten traten zwischen den Alveolarepithelien in die Alveolen aus.

DRINKER spritzte intravenös feine Partikel von Magnesium-Silicat, OLIVER solche von Bauxit (Aluminium-Erz); nach einigen Monaten fanden sich in den Alveolen große mit Staub angefüllte Phagocyten, gleiche Zellen in der Milz. Die Phagocyten sind hier also endothelialer Herkunft.

---

[1] **Nachtrag bei der Korrektur:** Leider wurde mir erst in letzter Stunde die neueste und sehr wichtige Arbeit von MAVROGORDATO (1926) zugänglich. Ich habe sie genau für das Zentralblatt für die Tuberkuloseforschung referiert. Hier sei nur so viel nachgetragen, daß nach MAVROGORDATO eine einfache Silikose eine Fibrose ist, während eine wirkliche Staublunge mehr als eine Fibrose darstellt. Zwei Faktoren kommen nach MAVROGORDATO für die Entstehung der Staublunge in Betracht: 1. ein geeigneter Staub, 2. bakterielle Infektion, in erster Linie eine solche mit Tuberkelbacillen. — Also eine Bestätigung meines Standpunkts.

NATALI infizierte Meerschweinchen durch Inhalation von Tuberkelbacillen-aufschwemmung in die Lunge; 15 Tage später injizierte er den Tieren Lithion-carminlösung intravenös. Die Zellen des Exsudates der Lungenalveolen bargen Farbstoffkörnchen, was auf ihre endotheliale Herkunft hinwies.

Demgegenüber ist COLLIS der Meinung, daß die Makrophagen dem Alveolar-epithel entstammen; sie erfassen die Staubteilchen und tragen sie durch die Pseudostomata in die Hauptkanäle hinein.

Nach GROSS spielt bei der Staubbeseitigung in den Alveolen die epitheliale Reaktion die Hauptrolle, mesenchymale Reaktion sei nur bei Quarz und Phthise deutlich.

CARLETON sieht die Staubzellen als Alveolarepithelien an, was nicht aus-schließt, daß auch Leukocyten und endotheliale Zellen an der Phagocytose teilnehmen können.

Nach MAVROGORDATO sind die Staubzellen teils Gewebsphagocyten, teils alveolären Ursprungs.

WILLIS sagt, es müsse in den Alveolen mehrere Zellarten geben, welche sich an der Phagocytose beteiligen.

Bei JÖTTEN und ARNOLDIs Experimenten bestanden die Phagocyten in der Hauptsache aus großen Histiocyten, welche nach der vorherrschenden Ansicht als Abkömmlinge der Capillaren zu betrachten seien. Jedoch enthielten Zellen im Alveolarverband vielfach Staub.

Wir gehen nicht fehl, uns der Ansicht ASCHOFFs (zit. nach GROSS) anzu-schließen, daß wir bis jetzt noch nicht viel weiter gekommen sind als ARNOLD, der zwei Arten von Staubzellen unterscheidet: 1. *von den Alveolarepithelien stammende*, 2. *von den Blutzellen stammende.*

VI. Röntgenologie.

Bekanntlich hat sich das Röntgenverfahren als das einzige Mittel erwiesen, intra vitam eine Pneumokoniose mit Sicherheit festzustellen. Das Röntgenbild der Staublunge ist beschrieben worden von BÖHME, DAWET-KRAWITZ, EDLING, EICKENBUSCH, JAENSCH, HOKE, HOLTZMANN und HARMS, ICKERT, KLEHMET, LEGGE, MAY und PETRI, MØLLER, NICOLSON, PANCOAST, PATSCHKOWSKI, RIDELL, STEUART, SUTHERLAND und RIVERI, STAUB-ÖTIKER, WATKINS-PITCH-FORD, MC.FARLAND.

Ungefähr übereinstimmend werden für alle Staubgewerbe folgende Stadien unterschieden:

I. Vergrößerter Hilusschatten, vermehrte Lungenzeichnung bis zur Marmo-rierung, besenreiserartige Schatten.

II. Deutliche Fleckung oder Tüpfelung.

III. Tumorartige dichte Schatten.

Manche Autoren ziehen Stadium I und II zusammen, sonst bedeuten die Abweichungen nur Nuancen. Verschiedene Untersucher belegen ihre Unter-suchungen durch Röntgenphotos von ausgeschnittenen Leichenlungen (EDLING, ICKERT).

Zur Technik möchte ich folgendes bemerken. Mittels der Durchleuchtung sind Stadium I und III gut zu sehen. Bei Verwendung der billigen Halbwellen-Apparate kann Stadium II dem Auge vollkommen entgehen, ebenso wie eine nodöse Tuberkulose; mit den besseren Apparaten erhält das Auge gewöhnlich das Bild chagrinierten Leders. *Unerläßlich* ist die Röntgenphoto. Die Verwendung von Films hat uns dabei erheblich weiter gebracht als die Verwendung von Platten.

Das I. Stadium entspricht nach allgemeiner Ansicht einer chronischen Bronchitis mit Peribronchitis und Periarteriitis mit summierter Röntgendichte der Indurationen in der Hilusregion. Ein solches Röntgenbild ist noch nicht pathognomonisch für Pneumokoniose; auch bei langdauernder chronischer Bronchitis und bei Stauungslungen (Herzfehler) ist es zu sehen. Die Süd-

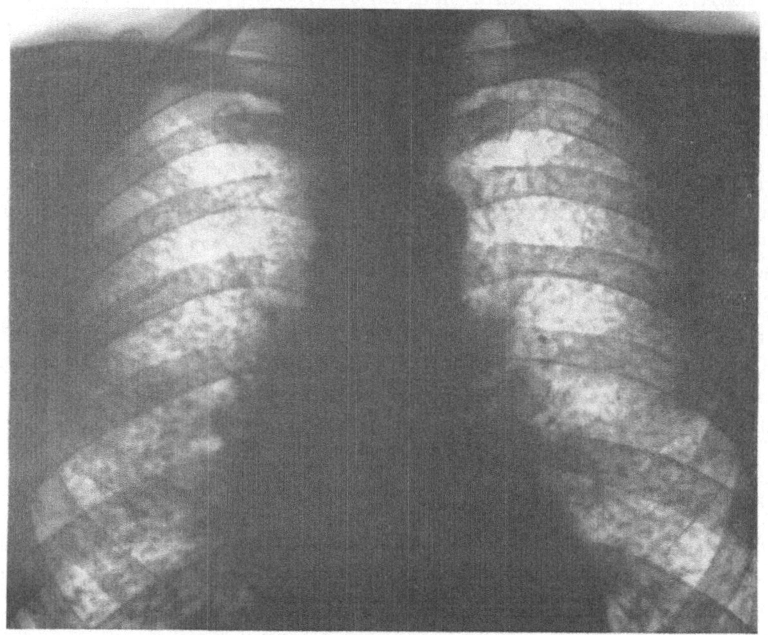

Abb. 4. Staublunge II. „Schneesturmphänomen". Nach REDEKER mittelknotige pseudo-miliare diffuse Pneumokoniose. — 53 Jahre alter Bergmann, 39 Jahre untertag; hagerer Muskulärtyp, starrer Brustkorb, kein Katarrh, Senkung 21.

afrikaner (WATKINS-PITCHFORD, MAVROGORDATO) bezeichnen daher dieses Stadium auch als „Pre-x-ray stage" (Vorstadium). Nach STEUART (bei WATKINS-PITCHFORD) trennt man bei den Goldminers am Widwatersrand (Johannisburg) dieses Stadium noch in 1. „more fibrosis than usual" (mehr Fibrose als normal) und 2. „lineares Netzwerk, zumal rechts". Beides gilt dort als beginnende Pneumokoniose *oder* beginnende Tuberkulose; diese Fälle werden als dringend der Beobachtung bedürftig angesehen.

Das II. Stadium ist in vielen Fällen fast pathognomonisch für Pneumokoniose. Es wird von einigen Berichterstattern als *Schneesturmphänomen* bezeichnet (SUTHERLAND und RIVERI, NICOLSON, MAVROGORDATO). Es kann, wenn die Fleckchen sehr klein sind, mit Miliartuberkulose verwechselt werden (BÖHME). Am Widwatersrand unterscheidet man entsprechend eine „miliare Fleckung" = „Early Silicosis" (frühe Pneumokoniose) und eine mit „größeren und großen Knötchen" (aus den Knötchen entstehen „floculi") = das Charakteristicum für mittlere bis fortgeschrittene Pneumokoniose. Die Spitzen werden meist frei oder wenig befallen gefunden; die größte Anhäufung der Flecken findet sich in den Mittelfeldern. Häufig wird angegeben „rechts mehr wie links", was Böhme bestreitet; für Pneumokoniose sei eine genaue Symmetrie der Schatten (auch beim III. Stadium) notwendig, Asymmetrie spreche für Komplikation durch Tuberkulose. Nach Staub-Ötiker wird im Beginn der Erkrankung der Unterlappen bevorzugt, während nach Patschkowski die untersten Teile neben der Spitze zuletzt befallen werden. Die Flecken entsprechen den

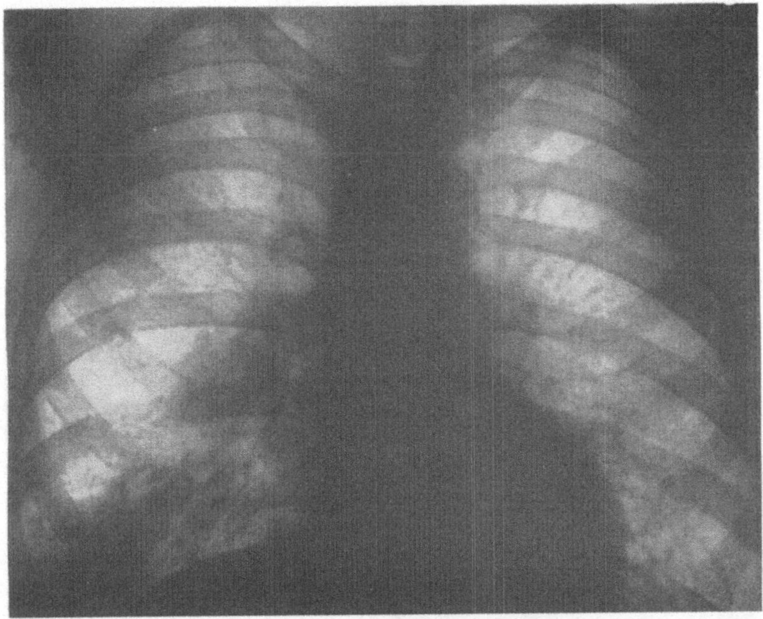

Abb. 5. Staublunge II „Schneesturmphänomen", aber mit Ballung rechts unten. Nach Redeker feinknotige Pneumokoniose mit Ballung rechts unten und dort einliegenden strangförmigen Kavernen, bacillär; also Übergang von Stad. II zu III. — 62 Jahre alter Bergmann, 45 Jahre untertag; starrer Brustkorb; mühselige Atmung; rechts unten Dämpfung mit Bronchialatmen; Senkung 9; Auswurf; Tuberkel-Bacillen + Gaffky 4.

Einzelknötchen, welche im pathologisch-anatomischen Teil der Arbeit beschrieben sind und wahrscheinlich eine verschiedene Genese haben (Abb. 2—5).

Das III. Stadium mit seinen charakteristischen, manchmal tumorartigen Schatten neben den Schattenfleckchen des ·II. Stadiums wird von Pokorny als grobknotige Form, von Ickert als „vorwiegend herdförmige" und von Redeker als „geballte" Form bezeichnet. Die großen Schatten können durch dicke fibrotische Massen in der Tiefe der Lunge hervorgerufen werden, aber auch von dicken pleuritischen Schwarten herrühren; auch Atelektasen spielen eine Rolle (s. Abb. 6 u. 7).

Die röntgenologische Differentialdiagnose gegenüber der *gewöhnlichen Lungentuberkulose* kann für den Geübten leicht sein. Allenfalls kommt eine Verwechslung von Stadium II mit Miliartuberkulose und mit allgemeiner Knötchenaussaat (nodöse Lungentuberkulose) vor. Schwerer ist schon die Differentialdiagnose zwischen Stadium III der Pneumokoniose und einer ausgedehnten

knotig-cirrhotischen Lungentuberkulose. Man verweist hier differentialdiagno-
stisch auf die Lungenspitzen. MøLLER schreibt gemäß althergebrachter Anschauung, daß die Lungentuberkulose zuerst die Spitzen befalle, die Pneumokoniose aber mit Vorliebe gerade unterhalb der Lungenspitzen beginne. Wir
wissen heute nach der Lehre von den Frühinfiltraten (REDEKER, ASSMANN,
ULRICI, LYDTIN, ICKERT) und nach den Erörterungen auf dem Salzbrunner

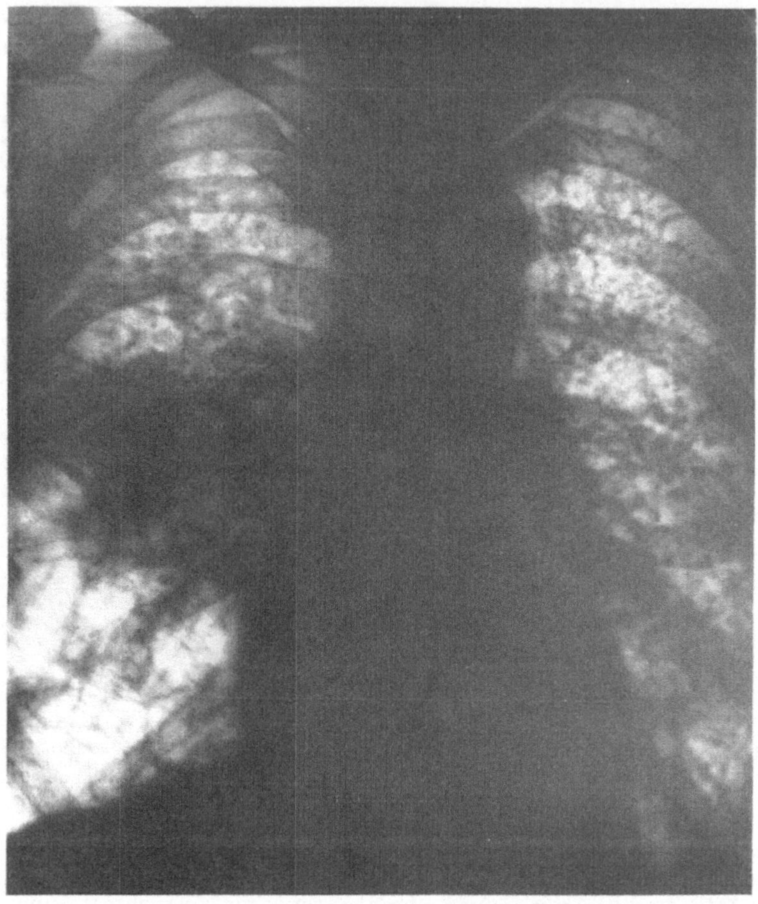

Abb. 6. Staublunge Stad. III. Nach REDEKER mittelknotige Pneumokoniose mit Ballungen und
Interlobulärschwarte rechts unten.   Basalemphysem rechts. — 41 jähriger Bergmann, 27 Jahre
untertag, kräftiger Muskulär-Digestiv-Typ, gutes Fettpolster; Pneumokoniose-Atmen und Pneumo-
koniose-Schall.   Senkung 10. — 4 jähriges Kind pirquetpositiv. Vater und Schwiegervater an
„Bergmanns-Krankheit" verstorben.

Tuberkulosekongreß, daß die chronische Lungentuberkulose des Erwachsenen
ebenso gerade dort unterhalb der Lungenspitzen, wo MøLLER den Beginn der
Pneumokoniose vermutet, ihren Anfang zu nehmen pflegt.

Eine Pneumokoniose von einer Staublungentuberkulose (Koniotuberkulose
oder Tuberkulokoniose) röntgenologisch zu trennen, ist ein schweres Unter-
fangen. Auch die neuesten Veröffentlichungen darüber von MøLLER, welcher
sogar „Anthrakose" und „Chalikose" röntgenologisch unterscheiden zu können

angibt, kann den erfahrenen Beobachter nicht befriedigen. Besser ist es, mit PANCOAST und EDLING zuzugeben, daß für das Stadium III das gleichzeitige Bestehen einer Tuberkulose nicht auszuschließen ist.

WATKINS-PITCHFORD und ICKERT schließen entsprechend ihren Anschauungen auch bei Stadium II die Tuberkulose nicht aus; die Fälle werden alle als tuberkuloseverdächtig behandelt. Für Stadium III nehmen beide Untersucher und neuerdings auch Mc. FARLAND eine Komplikation mit Tuberkulose an (Tuberkulosilikosis oder Silikotuberkulosis; Bergmanns- bzw. Staublungentuberkulose). Für BÖHME spricht nur Asymmetrie der (dichten) Schatten

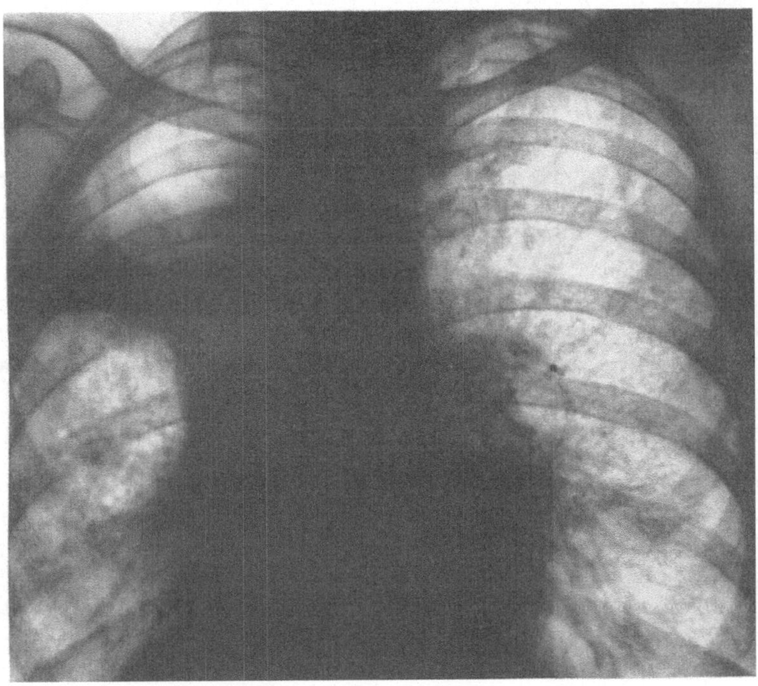

Abb. 7. Staublungentuberkulose. Nach REDEKER mittelknotige Pneumokoniose mit cirrhotischen Riesenkavernen rechts oben. — 55 jähriger Bergmann, 42 Jahre untertag, Schwiegersohn an Bergmannstuberkulose verstorben. — Dämpfung rechts; Bronchialatmen und klingende R.-G. ebenda; Senkung 32; Auswurf: Tuberkelbacillen + Gaffky 3; phthisisch-tertiärer Habitus mit starrem Brustkorb; 5 Familienangehörige haben starre Herde.

für die Komplikation mit Tuberkulose. WATKINS-PITCHFORDs Ansicht kommt derjenigen BÖHMEs insofern nahe, als die Südafrikaner auch bei leichten Fleckelungen bereits eine irgendwo auftretende dichtere Anhäufung von Schattenfleckchen für Tuberkulosilikosis ansehen. Nach den Mansfelder Erfahrungen sind reine symmetrische Fleckelungen selten; die Mehrzahl der Autoren sieht meist rechts deutlichere Fleckelung als links, ohne daß sie Staublungentuberkulose annehmen. Nach BÖHME (zit. nach EICKENBUSCH) ist die schwere, mit ausgedehnter Schwielenbildung einhergehende Pneumokoniose auffallend oft mit Tuberkulose vergesellschaftert; ähnlich äußert sich SAUPE über die Arbeiter im Elbsandsteingebirge.

Gegenüber anderen Lungenaffektionen ist das Röntgenbild der Pneumokoniose abzugrenzen gegen multiple Absceßchen, multiple Lobulärpneumonien, miliare Carcinose und Lungensyphilis (JAENSCH), MÖLLER. Ich selbst habe ein ähnliches Bild nach Grippe gesehen; es war wohl gleichfalls auf multiple Absceßchen zurückzuführen. Die tumorartigen Schatten des Stadium III kommen natürlich auch für Neoplasmen in Betracht. MØLLER vermutet bei monolateralen Schatten eher ein Neoplasma, bei bilateralen und unsymmetrischen Schatten eher eine Pneumokoniose, welche Ansicht ich keinesfalls teilen kann: ein Carcinom oder eine Carcinommetastase kann ein so charakteristisches Bild bieten, daß man gar nicht auf den Gedanken kommt, es könne auch eine Pneumokoniose vorliegen, während in anderen Fällen eine Differentialdiagnose unmöglich ist.

Die Südafrikaner (s. WATKINS-PITCHFORD-STUART) beschreiben den Herzschatten bei den Formen des III. Stadiums als „vertikal", die Form nähere sich dem asthenischen Herzen. PATSCHKOWSKY u. a. betonen demgegenüber die Hypertrophie der rechten Herzkammer, die sich auch im Röntgenbilde ausprägt. Nach den orthodiagraphischen Messungen ICKERTS sind bei den älteren Mansfelder Kupferschieferbergleuten schmale Herzen röntgenologisch allerdings häufiger als bei jüngeren, was die Beobachtungen der Südafrikaner zu bestätigen scheinen. Er macht jedoch darauf aufmerksam, daß der Thorax der alten Bergleute infolge des oft begleitenden Emphysems unten breiter ist als in den jüngeren Jahren; durch das veränderte Verhältnis „Herzbreite:Thoraxbreite" ist das Herz dann scheinbar schmäler und mehr „vertikal" gelagert.

VII. Klinik.

WATKINS-PITCHFORD hat recht, wenn er die Diagnose „Pneumokoniose" *ohne* Röntgenbild nicht gelten lassen will. Auf der anderen Seite sind, wie BÖHME zutreffend ausführt, durchaus *nicht alle* Staubarbeiter mit röntgenologischen Pneumokoniosebefunden auch *klinisch staubkrank.* Von 69 noch untertag beschäftigten Gesteinshauern wiesen $25 = 36,2\%$ im Röntgenbild Erscheinungen von Lungenindurationen auf, nur $12 = 17,3\%$, also die Hälfte der röntgenologischen Fälle waren als „staubkrank" zu betrachten. In den leichtesten Fällen dieser klinisch staubkranken Leute war die Leistungsfähigkeit vermindert; die Leute waren krank in demselben Sinne wie ein Emphysematiker, der sich für gewöhnlich wohl befindet, bei körperlicher Tätigkeit aber sofort seine verminderte Leistungsfähigkeit bemerkt.

Die Franzosen, darunter TARDIEU, RIEMBOULT und CROEQ (zit. nach ROUBIER) unterscheiden klinisch drei Perioden der Pneumokoniose:

1. Anämie und leichte Dyspnoe (= Stauung durch Staubanhäufung),
2. Bronchitis und Emphysem,
3. Kavernenbildung und schwarzer Auswurf.

HOKE unterscheidet bei den Frühstörungen eine Gruppe mit Laryngitis und Pharyngitis von einer zweiten Gruppe, welche der juvenilen Tuberkulose von HOLLO gleicht. Als Spätbeschwerden bezeichnet er Husten, Atemnot und Auswurf. Die wichtigsten Symptome sind aber Cyanose und Dyspnoe.

Nach NICOLSON zeichnet sich die Pneumokoniose besonders durch *negative* Symptome aus: kein Fieber, kein Verlust an Körpergewicht, kein Übelbefinden.

Die ausgedehnten fibrösen Veränderungen stehen im Gegensatz zu der Abwesenheit deutlicher Krankheitszeichen. Gesichtsblässe, aber keine toxämische Kachexie. Die Brust flach, nicht faßförmig, die Schultern rund, Perkussion anfangs normal, später verkürzter Schall, Atemgeräusch leise, keuchend, hier und da feine Rasselgeräusche. Amphorisches Atmen nur bei Kavernen oder bei Tuberkulose.

Die hauptsächlichsten Krankheitszeichen der Pneumokoniose entspringen aus der Einschränkung der Atmungsfläche durch den indurierenden Lungenprozeß. Wenn auch vikariierend andere Lungenteile emphysematisch werden, so ergibt sich als Endprodukt pathologisch-anatomisch weniger das Bild des Emphysems als der *Lungenstarre* (ICKERT). Das klinische Bild gleicht dem des Emphysems (s. o. BÖHME).

Über die *Lungenkapazität* bei Bergarbeitern liegen Untersuchungen vor von MYERS. Nach ihm ist die durchschnittliche Lungenkapazität der Kohlenbergleute 91,4—93,4$^0/_0$ der normalen. Keine Verringerung der Lungenkapazität wurde unter 24 Jahren Untertagearbeit bzw. unter dem 46. Lebensjahre bemerkt. Die geringen Abweichungen im späteren Leben wurden mehr auf das zunehmende Alter als auf die Beschäftigung zurückgeführt. Zu ähnlichen Schlüssen gelangen TAMANN und BRUNS. Ich möchte jedoch bezweifeln, daß die genannten Autoren Bergleute mit Pneumokoniose untersucht haben.

Die Atemnot kann sich fortwährend steigern (TATTERSALL u. a.), sogar derart, daß es schließlich zur völligen Unfähigkeit zu atmen kommt (RIDELL). Warum aber in einigen Fällen die Staubarbeiter trotz hochgradiger Veränderungen bis kurz vor ihrem Tode fast ohne welche Beschwerden arbeiten können, harrt noch der Erklärung. Ebenso unklar ist noch, daß in manchen Fällen Verdauungsstörungen auftreten, wie *Magenschmerzen* oder -krämpfe, morgendliches Erbrechen (LEGGE, ICKERT). Ob es sich dabei um stenokardische Anfälle handelt, wie ICKERT früher meinte, oder ob die Ursache zentral gesucht werden muß (Sauerstoffmangel!), bleibt noch dahingestellt.

Die Lungenstarre und die Verkleinerung der Atmungsfläche üben eine Wirkung auf das Herz aus. Die Leute werden schließlich herzkrank (SCHRÖDER). Der rechte Ventrikel wird daher von vielen Untersuchern vergrößert gefunden (s. Abschnitt Röntgenologie).

Die *Schmerzen* in der Brust und die physikalischen Zeichen von *Pleuritis* sind nach WATKINS-PITCHFORD Zeichen der Kombinationsform (Staublungentuberkulose), was nach den Experimenten von MAVROGORDATO wenigstens für einen Teil der Fälle zu bezweifeln ist. LEGGE gibt an, daß in $^1/_3$ der Fälle des III. Stadiums (s. Röntgenologie) das Zwerchfell adhärent ist; nach den Mansfelder Erfahrungen kommt das viel häufiger vor.

Die übrigen Symptome seien zugleich mit der *Differentialdiagnose gegen Tuberkulose* besprochen.

Gewichtsverlust sah TATTERSALL in jedem Fall von schwerer Pneumokoniose; nach WATKINS-PITCHFORD ist Gewichtsverlust ein erstes Anzeichen für die Kombinationsform. Nach KLEHMET ist Gewichtsverlust auch bei Pneumokoniose zu beobachten, ebenso wie Fieber.

Systematische *Auswurfuntersuchungen* fand DOMANN nirgends erwähnt; er fügt hinzu: ,,Vielleicht könnte man dadurch frühzeitig die Erkrankung feststellen". Nach seinem Literaturverzeichnis hat freilich DOMANN unterlassen, die hauptsächlichsten Arbeiten über Staublunge zu studieren. Der Auswurf entspricht demjenigen der chronischen Bronchitis, später manchmal demjenigen bei Bronchiektasen, ist entsprechend dem geringeren oder größeren Gehalt an Kohlenpigment grau bis schwarz gefärbt. Im Auswurf finden sich Staubpartikel wieder, bisweilen in Form von Konkrementen.

Lungensteine im Auswurf sprechen nach der Zusammenstellung von BROCK für die Kombinationsform; bei reiner Pneumokoniose ohne jegliche Tuberkulose seien sie noch nicht beobachtet worden.

Auf *elastische Fasern* ist der Auswurf systematisch von ICKERT untersucht worden. In denjenigen Fällen mit positivem Befund, welche noch mit der Komplementablenkung geprüft wurden (s. u.) war die letztere auch positiv für Tuberkulose.

Hämoptoe kommt bei Pneumokoniose mit oder ohne Tuberkulose vor. Der *Tuberkelbacillen*nachweis sichert allein zweifelsfrei die klinische Diagnose Tuberkulose oder Pneumokoniose mit Tuberkulose. BÖHME und WATKINS-PITCHFORD *gelang der Bacillennachweis in einer ganzen Reihe von Fällen erst durch den Tierversuch.*

Die *Tuberkulinprobe* in irgendwelcher Form empfehlen viele Autoren zur Differentialdiagnose zwischen schwerer Pneumokoniose und der Kombinationsform (u. a. JAENSCH, SCHELLENBERG), weil sie pirquetnegative Fälle unter den Pneumokoniosen gesehen und danach das Bestehen einer Tuberkulose ausgeschlossen hatten. Diejenigen, welche sich in dieser Art geäußert haben, werden wohl nach den Erörterungen auf der Tuberkulosetagung in Salzbrunn im Jahre 1927 ihre Ansichten etwas revidieren müssen. Es ist sicher merkwürdig, daß viele von den tuberkulösen Kaninchen der Versuche von JÖTTEN und ARNOLDI pirquetnegativ waren. Zudem hängt der positive Ausfall der Tuberkulinproben von der Menge der wirksamen Bacillen ab (SELTER). Außerdem ist es fraglich, ob die im Gebiete vollkommener Lymphwegblockade eingeschlossenen Bacillen immer Gelegenheit haben, allergiepositive Stoffe in die Blutbahn oder gar in die Haut zu entsenden. Auch ist der Gedanke nicht ganz von der Hand zu weisen, daß die Staubmengen, welche in den Knoten oft mit den Bacillen eingeschlossen sind, nicht etwa auf die Allergiestoffe adsorbierend wirken und deren Übertritt in den Säftekreis verhindern. Das sind alles noch ungeklärte Fragen, ungeklärt für die Phthiseologie im allgemeinen, ganz besonders aber für das Gebiet der pneumokoniotisch veränderten Lunge. *Für* eine Tuberkulose kann nur eine positive Tuberkulinreaktion sprechen; *beweisend* ist jedoch nur der Bacillenbefund.

Die gleichen Einschränkungen sind natürlich gegenüber der *Komplementablenkung* zu machen, mit Hilfe derer ICKERT größere Untersuchungen in Mansfeld angestellt hat.

Angesichts der vielen Schwierigkeiten gestehen viele der Autoren ein, daß ihnen klinisch die Abgrenzung einer Tuberkulose von der Pneumokoniose oft unmöglich sei (z. B. NICOLSON, ICKERT). — STAUB-ÖTIKER behauptet allerdings, daß das klinische Bild der Staublungentuberkulose nicht von dem der gewöhnlichen Lungentuberkulose abweiche. Seine Veröffentlichungen beziehen sich aber nur auf 15 Metallschleifer; wenn man jedoch 1000 oder mehr Pneumokoniosefälle mit und ohne Tuberkulose untersucht hat, gelangt man zu einem vorsichtigeren Urteil.

Die beste Methode, die Differentialdiagnose zu entscheiden, ist die lang-
dauernde exakte Beobachtung der Staubarbeiter, wie sie bei WATKINS-PITCH-
FORD ausgeführt wird, auch schließlich wie sie in Mansfeld, freilich Südafrika
gegenüber nur in recht bescheidenem Maße, geübt wird. Insofern fallen die
im Jahre 1926 veröffentlichten Bergarbeiter-Nachuntersuchungen von BÖHME
für die Beurteilung der Staublungentuberkulosefrage ganz erheblich ins Gewicht.
Bei den klinisch als staubkrank angesprochenen Gesteinshauern hatte sich der
Nachweis einer aktiven, meist offenen Tuberkulose in etwa 20% der Fälle
führen lassen, durch die Autopsie aber in 65% der Fälle. Bei Nachuntersuchungen
von Bergarbeitern, welche früher keine klinischen Zeichen einer tuberkulösen
Erkrankung und auch keine Tuberkelbacillen im Auswurf dargeboten hatten,
ließen sich in 27% der Fälle Bacillen nachweisen, wenn auch teilweise erst durch
den Tierversuch. Von den feinfleckigen Formen waren eine ganze Reihe in die
grobfleckigen (herdfleckigen) Formen übergegangen. „Zweifellos entsteht mindestens ein Teil der Schwielen bei staubbeladenen Lungen von vornherein unter
der Mitwirkung des Tuberkelbacillus." „Wenn man für diesen Übergang der
feinfleckigen in die schwieligen Formen an eine Mitwirkung des Tuberkelbacillus denkt, so wird man auch die Möglichkeit zugeben müssen, daß die
feinfleckigen Formen von vornherein auf tuberkulöser Basis entstehen, wie
RIBBERT, HUEBSCHMANN und ICKERT es annehmen."

BÖHME beschäftigt sich in demselben Artikel klinisch kurz auch mit der
in Abschnitt V gestreiften Frage, ob die Pneumokoniose oder die Tuberkulose
das Primäre sei; er führt dabei folgenden Fall an:

„In einem anderen, über 10 Jahre röntgenologisch verfolgten Falle konnten wir nachweisen, wie sich an eine klinisch abgeheilte leichtere tuberkulöse Erkrankung der Oberlappen während der folgenden Gesteinshäuertätigkeit eine schwere Staubimprägnation
der früher erkrankten Teile anschloß, die zunächst keinerlei klinische Erscheinungen machte.
Später entwickelten sich akute Zwerchfellprozesse der Schwielen mit allen Zeichen der
offenen Tuberkulose. Die Autopsie bestätigte die gemeinsame Wirkung von Tuberkulose
und Steinstaub."

Hier war also die Tuberkulose sicher das Primäre. Eine andersartige Beobachtung hat TATTERSALL gemacht:

Eine Belegschaft von 6 Gesteinshäuern wurde vor $3^{1}/_{2}$ Jahren untersucht und vollkommen
frei von Tuberkulose gefunden, obwohl bei einigen schon etwas Silikose vorhanden gewesen
sein mag; 6 Monate später zeigte der eine von ihnen bacilläre Tuberkulose; heute (die Veröffentlichung erschien 1927) sind schon alle 6 an Silikose + Tuberkulose verstorben.

Es kommt also beides vor: Koniotuberkulose und Tuberkulokoniose, wie
dies schon im Abschnitt V (Pathol. Anatomie) ausgeführt wurde, und vor allem
durch die ausgedehnten Forschungen WATKINS-PITCHFORDs bestätigt wird.

Die Frage, ob eine koniotische Tuberkulose oder eine tuberkuloseinfizierte
Pneumokoniose prognostisch günstiger sei, ist durch die Erfahrung bis jetzt
noch nicht sicher zu klären gewesen. Nach den Reinfektionsexperimenten von
JÖTTEN und ARNOLDI scheint das letztere der Fall zu sein, und WATKINS-PITCH-
FORD drückt sich im „Report" von 1923 in ähnlicher Weise aus: „Vorangehende
Silikose gibt langsameren Verlauf der Krankheit."

Der merkwürdige Verlauf der Koniotuberkulose in Form einer indurierenden
Tuberkulose bringt es mit sich, daß die Leute viele Jahre lang Bacillen aushusten und ihre Umgebung gefährden können. Das BRAEUNINGsche Gesetz,
daß die offene Tuberkulose im allgemeinen $2^{1}/_{2}$ Jahre bis zum Tode dauere,

gilt nicht für die Staubarbeiter. ICKERT berichtet, daß er viel länger Bergleute habe Bacillen aushusten sehen; VOLLRATH schreibt von Porzellanarbeitern, welche 20 Jahre Bacillen auswarfen.

Interessant ist übrigens, was WATKINS-PITCHFORD im „Report" 1919 über die Beziehungen *der Influenza zur Silikose* mitteilt. Die Grippe befiel die Bevölkerung 1918/19 ebenso wie anderswo. Die Grippesterblichkeit der europäischen Bevölkerung Transvaals betrug 6,5°/$_{00}$, diejenige der Goldminenbergleute jedoch nur 3,2°/$_{00}$; von den damals bekannten 153 Silikotikern starben nur 3 an Grippe; die Silikotiker erholten sich verhältnismäßig leicht von der Grippe. Meiner Ansicht nach kann zur Erklärung dieser merkwürdigen Tatsache nur die „Lymphwegblockade" herangezogen werden.

COLLIS will nach seinen Veröffentlichungen eine Häufung von *chronischer Nephritis* unter den Silicatstaubarbeitern beobachtet haben. Die Sterblichkeit an dieser Krankheit sei bei diesen Arbeitern hoch. Auf Alkoholmißbrauch könne dies nicht zurückgeführt werden; denn Lebercirrhose und andere Alkoholkrankheiten hätten gerade eine geringe Sterblichkeit unter den Bergarbeitern. Nach COLLIS wird die Kieselsäure in den Lungen gelöst und durch die Nieren ausgeschieden; als Gewebsgift schädige sie die Nieren und rufe Nierencirrhose hervor. — Diese Anschauungen erinnern an die Experimente von GYE und KETTLE (s. Abschnitt III und IV) mit Kieselsäureinjektionen und an angebliche Fälle von Silicosis universalis bei Glimmerzupfern, welche KOGAN-JASNY jüngst veröffentlicht hat. WATKINS-PITCHFORD hat jedoch bei den südafrikanischen Bergarbeitern eine Häufung von chronischer Nephritis und auch einen Zusammenhang dieser Krankheit mit Silikose weder klinisch noch autoptisch bestätigen können.

Zusammenfassend zeichnet sich also die Klinik der Staublunge durch eine Symptomenarmut aus, welche oft im Gegensatz zu den röntgenologischen und weiterhin auch zu den autoptischen Befunden steht. Worauf dies beruht, harrt noch der Erklärung. Im vorgeschrittenen Stadium ist die Differentialdiagnose gegen die Staublungentuberkulose unmöglich, meist entscheidet sie nur der Tuberkelbacillennachweis.

VIII. Latenzperiode.

Latenzperiode oder „effective period" ist die Zeit, während der der Arbeiter der Staubinhalation ausgesetzt ist, bis die ersten Erscheinungen eines bestimmten Stadiums der Pneumokoniose oder der Pneumokoniose + Tuberkulose auftreten; sie entspricht der Inkubationszeit bei den Infektionskrankheiten. Ihr Ende wird meist auf die röntgenologische Diagnose gestützt, da die klinischen Krankheitszeichen sehr unsicher sind. (Im folgenden werden die in Abschnitt Röntgenologie verzeichneten drei Stadien der Kürze halber mit I, II und III benannt.)

Die kürzeste Latenzzeit verzeichnet HINZE, welcher oft schon nach 1 jähriger Porzellanarbeit weit ausgesprochene Staublungen sah; 1 mal stellte er „Chalikose" schon nach 8 tägiger Arbeit fest, 1 mal nach 2 Wochen und 8 mal nach 6 Monaten. Im Vergleich zu den nunmehr mitzuteilenden Zahlen sind die Latenzperioden so auffällig kurz, daß man die Richtigkeit der Zahlen nicht ohne weiteres anerkennen kann.

SUTHERLAND und RIVERS geben für die von ihnen beschriebene Steinbruchindustrie 6 Jahre als Mindestzeit, PATSCHKOWSKI für die Gesteinshäuer des rheinisch-westfälischen Steinkohlenreviers 10 Jahre, TATTERSALL für dieselbe Arbeiterkategorie 10, 8 Jahre im Durchschnitt an. Die Latenzperiode schwankte bei TATTERSALL zwischen 1 und 25 Jahren, hinsichtlich des Auftretens der ersten Beschwerden zwischen $3^1/_2$ und 22 Jahren. STAUB-ÖTIKER fand leichte Staublungen nach 5—8 Jahren, schwere nach 14 Berufsjahren. HARMS und HOLTZMANN haben bei Porzellanarbeitern bei unter 5 Jahren Berufsarbeit keine Lungenveränderungen gesehen, dagegen solche nach 10—47 Jahren Berufsarbeit, am meisten nach 20 Jahren. KÖLSCH ebenfalls bei Porzellanarbeitern vor 5 Jahren keine klinischen Veränderungen, dagegen nach 11 bis 23 Jahren.

Bei den Kupferschieferbergleuten ICKERTs, welcher in seiner Veröffentlichung Pneumokoniose und Pneumokoniose + Tuberkulose nicht trennt, fand sich Stadium II (allerdings außerordentlich selten) schon bei 2—5 Jahren, Stadium III hingegen nicht unter 10 Jahren Untertagearbeit.

EDLING hat für seine Gruppe I, welche von der in Abschnitt Röntgenologie angegebenen etwas abweicht, eine durchschnittliche Latenzperiode von 15 Jahren ermittelt, für Gruppe II 12 Jahre und für Gruppe III (mit dichten herdförmigen Schatten) 11 Jahre. Das ist merkwürdig; sollten die Unstimmigkeiten nicht etwa darauf hinweisen, daß in Gruppe I von EDLING mehr Fälle reiner Pneumokoniose, dagegen in Gruppe II und III mehr Fälle von Pneumokoniose + Tuberkulose vorliegen?

BÖHME untersuchte 69 untertag arbeitende Gesteinshäuer und fand bei Untertagarbeit unter 5 Jahren $0,0\%$ röntgenologisch und $0,0\%$ klinisch-staubkrank, bei 5 bis unter 10 Jahren $31,4\%$ röntgenologisch- und $14,3\%$ klinisch-, bei 10 bis unter 15 Jahren $43,7\%$ röntgenologisch- und $18,8\%$ klinisch-, bei 15 bis unter 20 Jahren $45,5\%$ röntgenologisch- und $27,3\%$ klinisch-, bei 20 Jahren und darüber $66,6\%$ röntgenologisch- und $33,3\%$ klinisch-staubkrank. An anderem, und zwar Krankenhausmaterial wies er ebenfalls bei Gesteinshäuern nach 10 jähriger Untertagarbeit 67% röntgenologische und 59% klinische Staubkranke nach, bei Kohlenhauern jedoch nach ebenfalls 10 jähriger Tätigkeit 32% röntgenologische und 4% klinische Staubkranke.

In den Goldminen von Südafrika stieg nach WATKINS-PITCHFORD die Latenzperiode für die reine (simple) Silikosis 1917—1918 von im Durchschnitt 109 Monaten (= 9,1 Jahre) bis 1923—1924 auf 123 Monate = 10,3 Jahre — dank der in Staubverhütung und der Arbeiterauslese bestehenden großartigen Maßnahmen. Bei den „Maschinenbohrern" war sie immer 10—25 Monate kürzer als bei den übrigen Arbeitern, was auf größere Gefährlichkeit der Arbeit mit Maschinenbohrern hinweist. Nach den Jahresberichten von 1918 fand WATKINS-PITCHFORD zwischen Stadium II und III (= „Primary" und „Secondary" stage) im allgemeinen eine Latenzperiode von 2—16 Monaten. Diejenigen Fälle, welche ohne Vorläufer, d. h. ohne Vorstadium (Ante primary stage = Stadium I) mit Stadium II beginnen, seien von vornherein dringend der Kombination mit Tuberkulose verdächtig. Bei denjenigen Bergleuten übrigens, welche erst anderswo in Bergbaubetrieben gearbeitet haben, ist die Latenzperiode im allgemeinen 10—20 Monate länger als bei denjenigen, welche von Anfang an in den Goldminen beschäftigt waren. Das erinnert an die von HALDANE und MAVROGORDATO vertretene Anschauung, daß manche Staubarten, z. B. Kohlenstaub, die Lungen bei späterhin eintretender Kieselsäure-

Inhalation vor der deletären Wirkung der letzteren bis zu einem gewissen Grade schützen könne.

Zusammenfassung: Bei einer Beschäftigungsdauer von unter 5 Jahren läßt sich in keinem der Staubgewerbe der Nachweis von Staublunge irgendwie häufig führen. Die schweren Lungenveränderungen, entsprechend dem röntgenologischen Stadium III, sind in der Hauptsache nur von 10 Jahren Staubarbeit an zu sehen. Nur bei der Verwendung von Bohrmaschinen in kieselsäurehaltigem Gestein pflegt die sog. Latenzperiode um 1—2 Jahre kürzer zu sein.

IX. Häufigkeit der Pneumokoniose.

Um feststellen zu können, wie häufig die Pneumokoniose in den Staubbetrieben auftritt, ist die Zahl der röntgenologisch oder klinisch staubkranken Arbeiter mit der gesamten Belegschaft in Beziehung zu setzen. Für einen solchen Zweck sind bis jetzt erst verhältnismäßig wenige Arbeitergruppen einer systematischen Durchuntersuchung unterzogen worden.

HINZE hat 1925 Arbeiter von 5 Porzellanfabriken untersucht und $15,8\%$ „chalikotisch" befunden.

HOLTZMANN und HARMS stellten an 41 ausgewählten Porzellanern $75,6\%$ röntgenologisch Pneumokoniose fest, KÖLSCH ebenfalls röntgenologisch 58% von 19 Arbeitern. THIELE fand bei etwa 28% der von ihm untersuchten Porzellanern Pneumokoniose. Eine andere Statistik von KÖLSCH zeigt, daß die Pneumokoniose nach dem Berufsalter von $40,3\%$ (Berufsalter 0—5 Jahre), bis 100% (bei 30—35 Jahre Berufsalter) anstieg.

MAY und PETRI untersuchten 50 Porzellanarbeiter mit einem durchschnittlichen Berufsalter von 17,5 Jahren. Es hatten röntgenologisch

keine	Koniose:		6%,	davon klinisch normalen Lungenbefund	$100,0\%$,
fragliche	,,	I:	26%,	,, ,, ,, ,,	$54,6\%$,
sichere	,,	I:	30%,	,, ,, ,, ,,	$40,0\%$,
,,	,,	II:	26%,	,, ,, ,, ,,	$30,7\%$,
,,	,,	III:	12%,	,, ,, ,, ,,	$0,0\%$.

PURDY berichtet über die Broken Hill Commission, welche die Bergarbeiter der *Blei*minen Broken Hill (Australien) untersucht hat. Die Kommission teilt die Lungenveränderungen ein in a) Fibrosis I. Stadium, b) Fibrosis II. Stadium, c) Fibrosis mit Tuberkulose. 35% aller pneumokoniotischen Fälle wurden mit Tuberkulose vergesellschaftert gefunden. Man fand von den Arbeitern mit unter 10 Jahren Untertagarbeit 2% pneumokoniotisch und $0,4\%$ tuberkulös, bei über 20 Jahre Untertagarbeit 11% a) und $0,7\%$ b), dazu $6,4\%$ c); bei den Arbeitern über 30 Jahre untertag stiegen die Zahlen bei a) auf 11%, bei b) auf 5%, bei c) auf 22%.

SUTHERLAND und RIVERS geben Pneumokoniose bei 5% der Steinbrucharbeiter an. Im Sächsischen Erzgebirge stellten ROSTOSKI und SAUPE bei etwa 12% der untersuchten Arbeiter Pneumokoniose fest. Unter 963 Steinhauern der holländischen Steinbruchindustrie wurden etwa 5% Pneumokoniose beobachtet. (Nach BÖHME.)

Bei 184 Kohlenhauern als Krankenhausinsassen beobachtete BÖHME nach mehr als 10jähriger Untertagarbeit in 28% Pneumokoniose, bei 126 Gesteinshäuern der gleichen Art 66% Pneumokoniose, 47% waren klinisch krank.

Die Untersuchung Böhmes von 69 in Arbeit befindlichen Gesteinshäuern ist in Abschnitt VIII schon mitgeteilt; 36,2% wiesen im Röntgenbild, 17,3% klinisch Pneumokoniose auf, und zwar zunehmend mit ansteigendem Berufsalter.

In der Schleiferindustrie von Sheffield waren von 1153 Schleifern (1923) 7,07% tuberkulös gegen 2,76% aller Gruppen. (Macklin und Middleton).

Man kann sich aus diesen einander völlig widersprechenden Angaben kein rechtes Bild machen, weil die Kriterien zur Stellung der Diagnose Pneumokoniose nicht überall dieselben gewesen sind. Einzig aus den ganz gleichartig vorgenommenen Untersuchungen Böhmes geht hervor, daß bei den Gesteinshäuern häufiger Pneumokoniose gefunden wird als bei den Kohlenhäuern.

Ganz exakte Untersuchungen über diesen Gegenstand verdanken wir Südafrika. Nach Mavrogordato (zit. nach Böhme) litten dort in den Goldminen 1912 von 3136 Bergleuten 32% an Staubkrankheit. 1916 setzte die auf Seite 45 beschriebene systematische halbjährliche Untersuchung aller weißen Bergleute ein. Aus den „Reports" von Watkins-Pitchford entnehme ich über das Vorkommen von „Silikose" folgendes: Die Zahl der jährlich mindestens zweimal untersuchten Arbeiter schwankte zwischen 12 159 und 15 468. 1916/17 wurden 738 silikotisch gefunden = 5,7%, und zwar 680 = 5% im Primary Stage = Stadium II, 0,4% im Secondary Stage = Stadium III unserer röntgenologischen Einteilung. 1917/18 700 = 4,65%, und zwar 4,27% in Stadium II, 0,38% in Stadium III. 1918/19 704 = 4,6%, und zwar 4,1% in Stadium II, 0,5% in Stadium III. Im Jahre 1920/21 traten neue gesetzliche Vorschriften in Kraft; es wurde unserem Stadium I entsprechend noch Ante-primary Stage angefügt. Die Zahlen lauten nun folgendermaßen:

		1920/21	1921/22	1922/23	1923/24
Stadium	I	322 = 2,36%	359 = 2,67%	346 = 2,75%	396 = 3,26%
„	II	121 = 0,88%	72 = 0,54%	58 = 0,46%	53 = 0,44%
„	III	5 = 0,04%	3 = 0,02%	2 = 0,02%	3 = 0,02%
zusammen		**448 = 3,28%**	**434 = 3,23%**	**406 = 3,23%**	**452 = 3,72%**

dazu die jährlichen Zugänge für

		1920/21	1921/22	1922/23	1923/24
Stadium	I	219	254	255	318
„	II	17	5	2	1
„	III	0	0	0	0

Diese Zahlen bedeuten einen Triumph, einerseits als Erfolg für die in den Goldminen durchgeführten Maßnahmen der Staubbekämpfung, andererseits als ein Erfolg des ausgezeichneten Systems der ärztlichen Überwachung der Arbeiter: Frische Fälle im Stadium III (nach Watkins-Pitchford also Pneumokoniose + Tuberkulose) sind nicht mehr beobachtet worden, sogar Stadium II mit der röntgenologisch charakteristischen Tüpfelung (Schneesturmphänomen) wird seltener. Die Häufigkeit der gesamten gemäß Gesetz *entschädigungspflichtigen* Lungenkrankheiten hat demnach auch entsprechend abgenommen. Die Zahlen lauten:

	1916/17	1923/24
Simple Silikosis	5946	3716
Tuberkulose + Silikosis	860	164
Simple Tuberkulosis	259	90

Frische Fälle von simple Tuberkulosis (ohne Silikosis, also keine Kombinationsform) wurden entdeckt:

	1919/20	1920/21	1921/22	1922/23	1923/24
offene	18	25	14	17	10
geschlossene	21	19	8	8	1
zusammen	39	44	22	25	11
= auf 10 000 Belegschaft . .	26,5	32,2	16,3	19,6	9,0

Also eine ganz erhebliche Abnahme der Fälle von reiner Tuberkulose. Keine Abnahme in den Jahren 1919/24 zeigten die Fälle von Tuberkulose mit Silikose; 1923/24 wurden 20 neue Fälle = 16,4 auf 10 000 Belegschaft beobachtet.

Von denjenigen 6132 Arbeitern aber, welche von 1916—1922/24 der strengen Aufnahmeuntersuchung (Initial examination) unterzogen worden sind, sind bis 1924 nur 6 an Anteprimary Stage Silicosis (also Stadium I der Silikose), 1 an Tuberculo-Silikosis und 12 an simple Tuberkulosis erkrankt.

Mit den Beziehungen der Pneumokoniose zur Tuberkulose befaßt sich zahlenmäßig besonders Böhme. Er entnimmt aus den südafrikanischen Reports (Watkins-Pitchford), daß 1917 von 833 Fällen mit Silikose 95 = 11,4% gleichzeitig eine Tuberkulose hatten, von 13791 silikosefreien Fällen aber nur 38 = 0,27% Tuberkulose. Die Sektionsergebnisse bestätigen das Bild; aus dem Bericht 1921—1923 geht hervor, daß von 207 anatomisch untersuchten Silikose-Lungen 125 = 60% gleichzeitig tuberkulös waren, von 92 silikosefreien Lungen waren nur 9 tuberkulös = 9,8%.

Von Böhmes Krankenhauspatienten hatten von 52 Kohlenhauern mit Pneumokoniose 2 = 3,9%, von 132 Kohlenhauern ohne Staubindurationen 6 = 4,6% eine aktive Tuberkulose, von 83 Gesteinshäuern aber mit Pneumokoniose 16 = 19,3% und von 43 ohne Staubindurationen 2 = 4,7% eine Tuberkulose. Bei den Gesteinshäuern war die Tuberkulose also 4mal so häufig an eine gleichzeitige Pneumokoniose gekettet, bei den Kohlenhauern aber nicht.

Die Zahlen von Purdy, soweit sie hierher gehören, s. S. 32.

X. Hauptsterbealter und Sterblichkeit.

„Der *Trockenschleifer* von Sheffield hat noch nie seinen Enkel gesehen, da er immer an „Schleiferschwindsucht" in einem Alter stirbt, bevor seine Kinder erwachsen sind"; so äußert sich Gray.

Das Hauptsterbealter (d. h. an allen Krankheiten) der Porzellanschleifer in Thüringen liegt, ebenso wie das Sterbealter an Lungentuberkulose nach Vollrath, zwischen 45 und 49 Jahren.

Im Mansfelder Gebirgskreis (Ickert) fielen in den von Bergarbeitern bewohnten Industriegemeinden prozentualiter bei der männlichen Bevölkerung die meisten Todesfälle auf die Jahre über 50; es zeigte sich, daß der Hauptanteil dieser Todesfälle der Tuberkulose zukommt. Während im preußischen Staat die meisten Todesfälle an Tuberkulose die Jahresklassen 30—40 Jahre betreffen, war dies in den genannten Industriegemeinden erst jenseits der 50 der Fall. Aus einer anderen Veröffentlichung aus dem Jahre 1924 (Ickert) geht hervor, daß von 20 Tuberkelbacillen hustenden Bergleuten 6 unterhalb von 50 Jahren, 14 aber jenseits der 50 an Tuberkulose verstorben waren. Es ergibt sich hieraus für die Mansfelder Kupferschieferbergleute ein Hauptsterbealter von 50—60 Jahren im allgemeinen und an Tuberkulose im besonderen.

Watkins-Pitchford hat errechnet, daß 7 Jahre nach ihrer Feststellung 29% der Fälle an simple Silikosis, 46% der Fälle an simple Tuberkulosis und 89% der Fälle an Silikotuberkulose verstorben sind. Da aus seinen Tabellen hervorgeht, daß das Anteprimarystage im Durchschnitt zwischen 40 und 41 Jahren, Primary und Secondarystage aber zwischen 39 und 40 Jahren entdeckt zu werden pflegen, so kann man auch hier das Hauptsterbealter der Bergleute auf die Jahre 45—50 schätzen.

Heymann und Freudenberg kommen in bezug auf die Ruhrbergleute angeblich zu anderen Resultaten. Die Tuberkulosemortalität dieser Kohlenbergleute hebe sich jenseits der 20er Jahre, hielte sich dann auf der gleichen Höhe, um jenseits der 50er Jahre schon wieder abzufallen, während bei der Berliner Bevölkerung der Gipfel erst jenseits der 60er Jahre liege. Die Autoren haben unterlassen, die Reichskurve zum Vergleich heranzuziehen. Diese steigt bekanntlich von 15 Jahren an, hat einen Gipfel zwischen 25 und 40 Jahren, pflegt dann leicht abzusinken, um in den 60er Jahren wieder anzusteigen[1]. Es geht aus den Untersuchungen der genannten Autoren nur hervor, daß die Tuberkulose-Mortalitätskurve der Kohlenbergleute *und* der Berliner Bevölkerung von der Reichskurve abweichen, und daß das Hauptsterbealter der Kohlenbergleute an Tuberkulose um die 50er Jahre herumliegt.

Beide Autoren berufen sich zum Vergleich auf englische Statistiken. Und gerade die Abhandlung des besten englischen Kenners der Pneumokoniose aus dem Jahre 1923 (Collis) bringt gut durchgerechnetes Material. Aus den Tabellen dieser Abhandlung ist zu entnehmen, daß die größte Tuberkulose-Mortalität zu finden ist bei den Druckern zwischen 35 und 55 Jahren, bei den Schneidern zwischen 35 und 65 Jahren, bei den Schuhmachern zwischen 35 und 55 Jahren, bei den Töpfern zwischen 45 und 65 Jahren, bei den Messerschmieden zwischen 45 und 65 Jahren, bei den Zinn- und Bleibergleuten zwischen 55 und über 65 Jahren, bei den Steinmetzen zwischen 55 und 65 Jahren, bei allen Kohlenbergleuten zusammen zwischen 55 und 65 Jahren, sie schwankt in den verschiedenen Kohlenbergbaubezirken Englands zwischen 55 und über 60 Jahren und 45—55 Jahren.

Auch bei Lindemann finden wir nach den Aufzeichnungen des Bochumer Knappschaftsvereins das Hauptsterbealter an Tuberkulose der aktiven und invaliden Mitglieder zusammen im Jahre 1907 zwischen 56 und 60 Jahren, 1906 zwischen 66 und 70 Jahren, 1905 desgleichen, 1904 zwischen 51 und 55 Jahren, 1903 zwischen 56 und 60 Jahren.

Ähnlich lauten die Zusammenstellungen von Nicolson, welcher nur für die Steinbohrer von Cornwall ein Haupttuberkulosesterbealter von 37,2 Jahren angibt, für übrige Staubgewerbe jedoch nur Zahlen über 45 Jahre. Für die Kaufleute in Aberdeen ist das Hauptsterbealter an Tuberkulose 32 Jahre.

Macklin und Middleton setzen den Apex der Tuberkulosesterblichkeitskurve der männlichen Bevölkerung von Sheffield auf 40 Jahre, denjenigen der Sandsteinschleifer jedoch auf 50 Jahre.

---

[1] Vergleiche dazu auch die Kurven für Hamburg, welche Wolffson in seinem Jahresbericht 1926/27 über die Tätigkeit der Lungenfürsorge veröffentlicht.

Für die Porzellanarbeiter ist das Hauptsterbealter an Tuberkulose nach KREUSER, THIELE, KÖLSCH, HOLTZMANN und HARMS das Jahrzehnt von 50 bis 60 Jahren. Für die Arbeiter des Kohlenbergbaues des Saargebietes nimmt KREUSER jedoch ein solches von 21—30 Jahren an.

COLLIS führt in seiner oben erwähnten Arbeit noch folgende interessante Zahlen über erwartete und eingetroffene Sterbefälle an Tuberkulose bei den Zinnbergleuten an:

	erwartet	eingetroffen
Altersgruppe 25—35	2,3	3,5
„ 35—45	3,2	4,0
„ 45—55	8,2	14,0
„ 55—65	8,4	23,5
„ über 65	0,7	14,5

Die Übersterblichkeit dieser Bergleute zwischen 45 und 65 Jahren ist augenscheinlich.

Aus allem ist der Schluß zu ziehen, daß bei Staubarbeitern, mit Ausnahme der Trockenschleifer und Steinbohrer, die Tuberkulose durchschnittlich in späterem Lebensalter als bei der übrigen Bevölkerung zum Tode zu führen pflegt. Man führt im allgemeinen dieses Phänomen auf den vorwiegend cirrhotischen Charakter der Staublungentuberkulose zurück.

Sterblichkeit.

COLLIS vergleicht die Sterblichkeit in den verschiedensten Berufen, vor allem die der Arbeiter des Kohle- und Erzbergbaues miteinander. Er errechnet die Comparative Mortality für alle Arbeiter und Invaliden in England und Wales für 1910—1912 und dazu die vergleichenden Sterbeziffern in den obenbenannten Berufen. Es ergibt sich für

	alle Todesursachen	Tuberkulose	Pneumonie	Bronchitis
bei allen Arbeitern insgesamt	790	142	66	38
bei den Kohlenbergleuten .	727	76	64	51
bei den Zinnbergleuten . . .	1579	684	95	76
bei den Bleibergleuten . . .	1185	335	49	50
bei den Eisenerzbergleuten .	652	73	76	37
bei den Sandsteinmetzen . .	1427	415	120	116
bei den Kalksteinarbeitern .	753	129	54	38
bei den Schieferbrechern . .	890	220	57	23

Die allgemeine und die Tuberkulosesterblichkeit entsprechen einander. Beide sind niedrig bei den Kohlen- und Eisenerzbergleuten und den Kalksteinarbeitern; sie sind beide exzessiv hoch in den Berufen, welche mit kieselsäurehaltigem Staub zu tun haben.

Noch mehr geht der Einfluß des krystallinische Kieselsäure enthaltenden Gesteins hervor aus einer Statistik in dem „Tubercle" aus dem Jahre 1923. Wir entnehmen ihr auszugs- und zusammenfassenderweise nur folgendes, indem wir die Sterblichkeit an Tuberkulose auf 10 000 Lebende umrechnen, wie das in Deutschland üblich ist:

	Tuberkulosemortalität
Feuersteinarbeiter (100% kryst. SiO_2)	410 (auf 10 000)
Steinmetzen (75—95% kryst. SiO_2)	167—220 ,, ,,
Granitarbeiter (30% kryst. SiO_2)	57—111 ,, ,,
Bleiminenarbeiter (kryst. SiO_2 von geringem und verschiedenem Gehalt)	45 ,, ,,
Töpfer (kryst. SiO_2 von geringem und verschiedenem Gehalt) .	31 ,, ,,
Kalk- und Zementarbeiter (kryst. SiO_2 von geringem und verschiedenem Gehalt)	14—21 ,, ,,
Eisenerzbergarbeiter	15 ,, ,,
Zementindustrie usw.	12 ,, ,,
Kohlenbergleute	10 ,, ,,
Alle Arbeiter von England und Wales	21 ,, ,,

Beide umfassende Statistiken geben neben zahlreichen älteren in ziemlich einwandfreier Weise eine Staubgefahrenskala wieder, welche derjenigen aufs Haar gleicht, welche Jötten und Arnoldi experimentell ausgearbeitet haben.

Merkwürdig niedrig sind die Ziffern für die Kalksteinarbeiter, für den Eisenerzbergbau und für den Kohlenbergbau.

Die Tuberkulosemortalität der *Kohlenberg*arbeiter weicht nach Lindemann nur unmerklich von dem preußischen Gesamtdurchschnitt ab. Nach Heymann und Freudenberg ist sie niedrig, jedenfalls nicht höher als die Tuberkulose-Sterblichkeit in Berlin. Sie führten dieses günstige Ergebnis ihrer Untersuchungen nur auf die Auslese bei den Kohlenbergleuten zurück. Dieser Schluß ist meines Erachtens nicht ganz gerechtfertigt. Denn die Tuberkulosesterblichkeit in Berlin ist wohl eine der höchsten unter den Großstädten des Deutschen Reiches, während die Tuberkulosesterblichkeit der englischen Kohlenbergarbeiter viel niedriger ist als die der gesamten Arbeiter und männlichen Invaliden von England (s. dazu auch Prinzing) und überdies (nach Böhme) Auslese und hygienische Verhältnisse in dem englischen Kohlenbergbau noch lange nicht an unsere hochwertigen Verhältnisse im Ruhrkohlenbezirke heranreichen. Es müssen da noch andere Faktoren mitspielen, auf welche weiter unten zurückzukommen ist.

Nicht erwähnt sind in diesen Statistiken die *Schleifer*. Nach Jötten und Arnoldi stellt die *Stahlschleiferei* das gefährlichste Staubgewerbe dar. Nach Thackrah betrug das Durchschnittsalter der am meisten gefährdeten Gabelschleifer nur 29 Jahre.

Nicolson gibt für den Distrikt Derbyshire die Tuberkulosemortalität folgendermaßen an (1900—1910): Sandsteinarbeiter 137, Kalksteinarbeiter 12, Kohlenbergleute 6,8, Landarbeiter 6,6 auf 10 000.

Ridell berichtete nach Drury über einen Bezirk von Connecticut (Amerika):

Tuberkulosemortalität der Gesamtbevölkerung des Fabrikbezirkes	. . 20,0 auf 10 000
,, des Staates Connecticut	15,0 ,, ,,
,, der Fabrikbevölkerung	65,0 ,, ,,
,, der Polierer und Schleifer	190,0 ,, ,,

In den Wohnorten der Kupferschieferbergarbeiter des Mansfelder Gebirgskreises (Ickert) betrug 1920 die Tuberkulosesterblichkeit 19,5, in den übrigen Gemeinden des Kreises 10,6, die der Gesamtbevölkerung 15,4 auf 10 000. Nach Redeker beträgt die Tuberkulosesterblichkeit dieser Kupferschieferbergarbeiter 36,5.

Nach KÖLSCH starben an Tuberkulose in den Gegenden der bayerischen Porzellanindustrie im Gebiete Wunsiedel-Neustadt 23,7—34,2 der Porzellanarbeiter gegen 25,9 bzw. 24,2 (auf 10 000) der Gesamtbevölkerung des Gebietes, in anderen der bayerischen Porzellangebiete aber 52,9—96,2 (auf 10 000) gegen 27,5 bzw. 26,2 der Gesamtbevölkerung. Die hier mitspielenden Ursachen für die merkwürdigen Differenzen werden in Abschnitt XII besprochen.

In gewissen Staubgewerben ist demnach die *Tuberkulosesterblichkeit außerordentlich hoch* und die Tuberkulose für die Arbeiter des betreffenden Gewerbes die häufigste Todesursache. Bei den *allermeisten* der in Betracht kommenden Staubberufe ist jedoch das *Tuberkulosesterbealter höher* als dasjenige der übrigen Bevölkerung. Es ist nicht angängig, aus der letzteren Tatsache einfach zu folgern, daß die Tuberkulose der Staubarbeiter immer eine gutartige Erkrankung ist; *die Tuberkulose verläuft bei Staubarbeitern infolge ihres indurativen Charakters nur langsamer, stellt aber trotzdem in gewissen Staubberufen außerordentlich häufig die Endkomplikation der Pneumokoniose dar.*

XI. Prognose und Behandlung.

GRAY sagt 1924 über die Prognose der Staublunge: „Lost lung is for ever lost" (verlorenes Lungengewebe ist für immer verloren). Das ist richtig. Doch teilt WATKINS-PITCHFORD Fälle mit, deren Röntgenbild nach Aussetzung der Staubarbeit sich im Laufe vieler Jahre wieder aufgeklärt hat; allerdings betrifft das nur tuberkulosefreie Fälle und nicht solche im Stadium III. Im übrigen stimmen die Berichterstatter im allgemeinen überein, daß auch eine Herausnahme aus der staubigen Arbeit den Prozeß meist nicht mehr zum Stillstand oder gar zum Rückgang bringen kann. Auch eine Heilstättenkur genügt nicht, um drohende Invalidität oder Berufsunfähigkeit hintanzuhalten.

Der Mansfelder Knappschaftsverein gewährt daher seit geraumer Zeit keine Kur mehr in einer Lungenheilstätte solchen Bergleuten, bei welchen neben Tuberkulose vorgeschrittene Staublunge festgestellt worden ist. Die Erfahrung hat gezeigt, daß die Leute, wenn sie einmal Beschwerden durch ihre Krankheit haben, sehr bald nach ihrer Rückkehr aus der Heilstätte doch um Invalidisierung oder Berufsunfähigkeitserklärung nachsuchen. Der Knappschaftsverein ist zu der Überzeugung gekommen, daß der Weg zur Pensionierung ohne vorherige Heilstättenkur der billigere ist.

Die Prognose quoad vitam ist bezüglich der Silikose mit Tuberkulose in Südafrika gar nicht günstig. Wie schon erwähnt, sind nach WATKINS-PITCHFORD dort 29% der Fälle von simple Silikosis, 46% der Fälle von simple Tuberkulosis und 89% der Fälle von Siliko-Tuberkulosis innerhalb von 7 Jahren verstorben. Im übrigen gehen die südafrikanischen Erfahrungen dahin, daß die Staubkranken so früh als möglich aus ihren Berufen zu entfernen sind; je früher, um so mehr haben sie Gelegenheit, in der Landwirtschaft oder im Geschäftsleben unterzukommen.

An *Behandlungs*mitteln wird außer symptomatischer Behandlung nur Ruhe empfohlen. Alle Autoren sind sich einig, daß die beste Behandlung die *Verhütung* der Pneumokoniose sei.

XII. Der Einfluß hygienischer und sozialer Verhältnisse.

Die großen Zahlenunterschiede, welche im Abschnitt IX (Häufigkeit der Pneumokoniose) verzeichnet sind, sind zum Teil auf die Ungleichheit der Untersuchungsmethoden zurückzuführen; nur wenige der Untersucher haben allgemein angenommene Gesichtspunkte ihrer Diagnosenstellung zugrunde gelegt, so daß nicht alle Zahlen ohne weiteres vergleichbar sind. Zum Teil sind die Unterschiede durch die beeinflussenden Staubarten zu erklären. BÖHME weist unermüdlich darauf hin, daß Pneumokoniose bei Kohlenhauern viel seltener als bei Gesteinshauern vorkommt; das die Kohlenader umfassende Gestein enthalte stets mehr oder weniger Kieselsäure. Das läuft also darauf hinaus, daß in erster Linie die Staubarten Unterschiede in die statistischen Zahlenreihen bringen.

Aber innerhalb der Staubgewerbe ein und derselben Art finden wir bisweilen große Zahlendifferenzen in bezug auf Sterblichkeit, Häufigkeit unter den Lebenden, Tuberkuloseanfälligkeit usw.

Nach der statistischen Arbeit von COLLIS über Tuberkulosesterblichkeit der englischen Bergleute weichen die Zahlen der Tuberkulosemortalität in den verschiedenen Kohlengruben Englands bis zu 100% voneinander ab. COLLIS zieht als Ursache verschiedenes in Betracht: hygienische Lebensweise, Klima, auch Alkoholmißbrauch. Er negiert jedoch den letzteren auf Grund seiner Untersuchungen betreffend Sterblichkeit an Alkoholkrankheiten wie Lebercirrhose. Bei Alkoholikern pflegen auch die Pneumoniesterbezahlen exzessiv hoch zu sein, was bei den Bergarbeitern nicht der Fall ist. Bei anderen Staubarbeitern, nämlich den Steinhauern, wird zwar nach DOMANN Alkoholmißbrauch geradezu als Berufskrankheit betrachtet; bei Bergleuten ist er aber während der Untertagarbeit auch nach meinen Erfahrungen schlechthin nicht denkbar.

Die niedrige Tuberkulosemortalität der Bergleute des Ruhrkohlenbezirkes suchen HEYMANN und FREUDENBERG in der Hauptsache durch die sorgfältige *Auslese* zu erklären, nur kräftige und gesunde Leute werden zur Untertagarbeit zugelassen; sollte ein Schwächlicher gelegentlich einmal unterschlüpfen, so zwinge ihn die schwere Arbeit sehr bald dazu, sie wieder aufzugeben (positive und negative Auslese). Die Tuberkulosemortalität der Übertagarbeiter, bei denen die Auslese nicht so streng gehandhabt wird, sei immer höher als bei den Untertagarbeitern. Die fortdauernde Auslese ist sicher ein recht beachtenswerter Faktor, dessen zahlenmäßige Wirkung wir bei WATKINS-PITCHFORD kennen gelernt haben (S. 33).

Weiterhin sind die bei der bergmännischen Arbeit selbst erzeugten Staubmengen von Einfluß, besonders wenn es sich um SiO_2 enthaltenden Staub handelt. Nach BÖHME ist es der Gebrauch der *Gesteinsbohrer* bzw. Bohrmaschinen, welcher in den deutschen Kohlenminen seit Kriegsende die Pneumokoniose sich häufen läßt. Der Bergmann preßt die Bohrmaschine gegen das zu durchbohrende Gestein und stützt sie, zumal wenn die Bohrarbeit dicht über dem Kopfe des Bergmannes stattfindet, mit den Schultern. Preßluft setzt den bohrenden Meißel in rhythmisch stoßende Bewegung und bläst das entstehende Bohrmehl meist direkt nach dem Kopfe bzw. Munde des Arbeiters hin. Nach WATKINS-PITCHFORD ist bei den sog. „Maschinenbohrern" die effective period (Latenzperiode) bis zum Auftreten von silikotischen Erscheinungen 10—20 Monate kürzer als bei den übrigen Arbeitern in den Goldminen. Auf seine Anregung hin ist daher das „Trocken"-Bohren in den Goldminen Südafrikas nunmehr durchweg durch „Naß"-Bohren ersetzt; das entstehende Bohrmehl wird durch einen Wasserstrahl entfernt. Die Minen sind dadurch fast staubfrei geworden; ihr Staubgehalt wird ständig kontrolliert. WATKINS-PITCHFORDs Resultate, welche durch Verbesserung der hygienischen Verhältnisse u n d durch Auslese erreicht sind, stehen allerdings einzig da.

In Süd-Wales sind nach TATTERSALL „trocken" arbeitende Maschinenbohrer noch nicht verboten; in Deutschland ist ein solches Verbot erst für wenige Bergämter erlassen. Die hygienischen Verhältnisse in den englischen Minen lassen nach BÖHME überhaupt noch sehr zu wünschen übrig. Zum Beispiel waren künstliche Ventilation und Badegelegenheit für die Bergleute 1925 nur in einem gegenüber unseren Gruben verhältnismäßig bescheidenem Maße vorhanden.

Der Unterschied in den gewerbehygienischen Verhältnissen macht sich auch in anderen Staubberufen bemerkbar. Nach GRAY „hält ein Naßschleifer in Sheffield seine Arbeit nicht länger als 12 Jahre aus; der Sandgebläsearbeiter wird bekanntlich innerhalb 3 Jahren krank". Es ist mir nicht bekannt, ob derartiges auch in Deutschland vorkommt. MACKLIN und MIDDLETON unterscheiden in Sheffield gut eingerichtete Fabriken und „alte Buden", die eigentlich geschlossen werden müßten.

Den Unterschied der hygienischen Verhältnisse in neuen und alten Porzellanfabriken betont besonders KÖLSCH, welcher die Tuberkulosemortalität in den Bezirken mit Fabriken alten Stiles auf 66,5—92,6, in solchen mit neuzeitlichen Fabriken aber auf 23,7—34,2 auf 10 000 berechnet. Ihm schließt sich KREUSER in bezug auf die keramischen Fabriken des Saargebietes an.

Aber noch andere Gesichtspunkte kommen in Betracht. VOLLRATH fand, daß bei demselben (Porzellan-) Fabriktyp bzw. bei der Belegschaft ein und derselben Fabrik nach Wohnorten gesichtet, die Arbeiterschaft teilweise eine verschiedene Tuberkuloseanfälligkeit aufwies. Er ermittelte, daß die Lebensweise und die hygienischen Verhältnisse zu Hause den Schlüssel zu diesen Differenzen lieferten. Das betrifft also das *Kulturniveau* der Arbeiterschaft.

Etwas Ähnliches beobachtete ICKERT im Mansfeldschen Kupferschieferbergbau. Die Staublunge, die Bergarbeitertuberkulose, endlich die Verbreitung der Tuberkulose und die Häufigkeit der sog. harten Herde (verkalkte Primärinfekte) unter den Schulkindern des Mansfelder Gebirgskreises waren ganz besonders in einigen der Bergarbeiterdörfer zu finden. Es gibt in einem dieser Orte Straßen, wo die Tuberkulosefürsorgerin bei Gelegenheit ihrer Kontrollbesuche fast Haus für Haus bei den tuberkulösen Familien einkehren muß. Die Häufung der tuberkulösen Infektionsquellen bringt eine Häufung neuer Fälle mit sich. Die traurigen sozialen Verhältnisse im Mansfelder Gebirgskreise tun das übrige. Auffälligerweise findet man aber in denjenigen Bergarbeiterdörfern, welche von den Schächten recht weit entfernt liegen, die beschriebenen Krankheitserscheinungen viel weniger häufig als in den obengenannten Orten; es scheint, als ob ein längerer Weg von und zur Arbeitsstätte günstig für die Lüftung der staubbeladenen Lunge sei.

WATKINS-PITCHFORD gibt zu, daß sein System, welches die Ausschaltung der tuberkulösen Infektionsquellen aus dem Bergwerksbetriebe bezweckt, vorläufig noch ein Loch hat; das sind die eingeborenen (schwarzen) Arbeiter, welche bei ihrer Zahl (gegen 100 000) noch nicht derartig streng überwacht werden können, wie die an Zahl etwa nur 10% von ihnen betragenden weißen Arbeiter. Die Infektionsquellen auch unter ihnen rechtzeitig herauszufinden, ist WATKINS-PITCHFORDS nächste Sorge.

Auf die Wichtigkeit der häuslichen und sozialen Verhältnisse macht auch KREUSER aufmerksam. MÜLLER und BERGHAUS zeigen den Einfluß solcher Verhältnisse bei den Tabakarbeitern, bei welchen allerdings keine Pneumokoniose, aber Tuberkulose entsteht.

Zusammenfassung: Nächst der Staubart haben wir die Veranlassung eines gehäufteren Auftretens von Staublunge und Staublungentuberkulose in einem ganzen Ursachenkomplex zu suchen: schlechte gewerbehygienische Verhältnisse, niedriges Kulturniveau, Unsitten, ungeeignete Lebensweise wie Mangel an Bewegung in frischer Luft, um die Lungen vom Staub wieder zu befreien, weiterhin schlechte soziale Verhältnisse, enge Wohnungen, in denen tuberkulöse Infektionsquellen verheerend wirken können; das alles begünstigt die Entstehung und Verschlimmerung der Koniose und der Koniotuberkulose.

XIII. Über die Staubgefahr im allgemeinen.

KÖLSCH äußert sich über die Staubgefahr: „Jeder, der in ein Staubgewerbe geht, weiß, was er zu erwarten hat", nämlich eine Staublunge; ähnlich RIDELL. Ich muß die Allgemeingültigkeit einer solchen Ansicht entschieden bestreiten. Auch WATKINS-PITCHFORD sagt bereits in seinem „Report" von 1918: „Silicosis is not the inevitable result of long underground work". Nach seinen Feststellungen waren seit 1916 stets 96% der weißen Bergarbeiter der gefährlichen Goldminen völlig silikosefrei. WOLF macht darauf aufmerksam, daß die Tuberkulosesterblichkeit der ungelernten Gelegenheitsarbeiter in Deutschland immer viel höher gewesen ist als diejenige der Staubberufe; jene setzten sich in erster Linie aus körperlich minderwertigen Elementen zusammen, und die körperliche Minderwertigkeit bedinge an und für sich eine hohe Tuberkulosesterblichkeit. In seinen Arbeiten, besonders in derjenigen über Zement und Kalkstaub, wendet er sich gegen *die Überschätzung der Staubgefahr*.

Die *Über*schätzung der Staubgefahr haben wir in Deutschland im Augenblick nicht so sehr zu fürchten. Im Gegenteil greift gegenwärtig bei uns die Gepflogenheit Platz, die Staubgefahr im allgemeinen zu *unter*schätzen, da die Staublungentuberkulose häufig gutartiger und langsamer verläuft als die gewöhnliche Lungentuberkulose. Ja, man hat der Staubinhalation sogar eine absolut günstige Einwirkung auf den Verlauf der Lungentuberkulose zugesprochen und verwendet Staubinhalation zu therapeutischen Zwecken (s. darüber Abschnitt XVIII). Wenn aber WOHLFEIL behauptet, daß infolge dieser (angeblichen) günstigen Staubeinwirkung es gleichgültig sei, ob die Schulstuben einmal öfter oder weniger gereinigt würden, so geht die *Unterschätzung* der Staubgefahr ganz entschieden zu weit.

Die Unterschätzung der Staubgefahr läuft dann darauf hinaus, daß wir uns eigentlich um den Staub gar nicht zu kümmern brauchten. Der Laienverstand faßt so etwas überhaupt nicht. Mit Recht. *Staub* gilt als Zeichen von Unkultur, von *Schmutz*, welcher Krankheitskeime enthalten und dadurch gefährlich

werden kann und deshalb beseitigt werden muß. (Siehe ICKERT, Tuberkulosetagung in Salzbrunn 1927 — s. auch die neueren Experimente über die tuberkulöse Staubinfektion von B. LANGE.)

Über die Schädlichkeit der Inhalation kleinster Staubmengen, z. B. von
Straßenstaub und Ruß, sind wir noch recht wenig unterrichtet. Es fehlen noch
die Methoden zur Erkennung der Wirkung; es ist das so ähnlich wie mit der
„Erkältung“, von deren Existenz als Krankheitsursache eigentlich jeder, von
einigen Theoretikern abgesehen, fest überzeugt ist, der man aber mit unseren
Erkenntnismethoden noch nicht beikommen kann. Ein ausgezeichnetes Über-
sichtsreferat über die „Bedeutung der verunreinigten Luft für die menschliche
Gesundheit“ liegt von FRUBÖSE vor, ohne daß der Verfasser zu neuen Ergebnissen
gelangt ist. Interessant ist daraus die Mitteilung, daß nach den Untersuchungen
des Mellon institute of industrial research in der 350 000 Einwohner zählenden
Stadt Pittsburgh die durch Ruß und Rauch verursachten Unkosten jährlich
insgesamt 1 998 950 englische Pfund betragen, mithin auf den Kopf der Bevölkerung eine Ausgabe von 5,13 englische Pfund jährlich entfällt.

Ich möchte meinen Standpunkt in der Frage der Staubgefahr folgendermaßen präzisieren:

Jedermann ist sich klar, daß Staub jeder Art gefährlich sein kann. Es steht
zwar fest, daß einige Staubarten weniger gefährlich sind; welche Staubarten
das aber sind, und besonders unter welchen Umständen und in welchen Dosen
sie wirksam sein können, bedarf immer noch genauester Erforschung. *Solange
noch nicht endgültige und unbestrittene Ergebnisse in dieser Hinsicht vorliegen,
ist die einwandfreie Beseitigung jedweden Staubes sowohl für das private und auch
für das öffentliche Leben als auch besonders für Gewerbebetriebe anzustreben.*

XIV. Prophylaxe und gesetzliche Bestimmungen.

Die Verhütung der Staublunge und der Staublungentuberkulose kann an
zwei Punkten angreifen: am *Gewerbebetrieb* und am *Menschen*. Der erste Punkt
betrifft *die Verhütung der Staubentstehung* und die *Staubbeseitigung*.

Beides sind die wirksamsten Mittel zur Verhütung der Pneumokoniose und
ihrer Folgen. Die neueren Fortschritte auf diesem Gebiete sind in dem Referat
von WENZEL-Berlin und neuerdings in dem Handbuch des Arbeiterschutzes
und der Betriebssicherheit von SYRUP und in dem Atlas von TH. SOMMERFELD
zusammengestellt.

Die Staub*entstehung* sucht man durch Verwendung von Wasser zu verhüten.
Des Unterschiedes von Naß- und Trockenschleifen, des Naß- und Trocken-
bohrens ist in der vorliegenden Abhandlung verschiedentlich gedacht worden.
TATTERSALL fordert nachdrücklich ein Verbot von „trockenen Maschinenbohrern“.
Eine preußische Vorschrift schreibt entsprechend bei Verwendung von Luft-
hämmern Wasserberieselung zur Niederschlagung des Bohrmehles vor. Von
einer Stelle wurde aber darauf aufmerksam gemacht, daß die umherfliegenden
nassen Bröckchen die Arbeiter belästigen, die Wasserberieselung von den
Arbeitern daher gern in unbewachten Momenten abgestellt wird. Ein Vorteil
des *Naßbohrens* gegenüber dem Trockenbohren wird von BÖHME und WATKINS-
PITCHFORD an Hand der Morbiditätsstatistik von Südafrika eindringlich dargestellt. In Südafrika wird der Staubgehalt der Luft in den Minen fortwährend

durch besondere Betriebsbeamte kontrolliert. Methoden zur Bestimmung des Staubes in Bergwerksbetrieben finden sich in den Veröffentlichungen von MAVROGORDATO, in Fabrikräumen bei ENGEL und bei SEITZ.

Ganz bedeutende Niederschlagung des Staubes wird durch Feuchthalten der Luft vermittels Tröpfchenverstäubung in geschlossenen Räumen erzielt, wie aus dem JUNGHANSSchen Bericht hervorgeht; man verwendet auch diese Methode in den südafrikanischen Goldminen (DOMANN). Mit zunehmender Feuchtigkeit des zu bearbeitenden Materiales nimmt die Staubentwicklung und daher auch die Staubgefahr ab. Nach POPPEN (zit. nach DOMANN) war beim Bau des Mont-Cenis-Tunnels auf der einen Seite des Berges feuchtes Material zu bearbeiten, auf der anderen handelte es sich aber um trockenen Sandstein; hier gingen die meisten Leute an Lungenleiden zugrunde. Für Steinmetzen usw. bestimmt übrigens eine deutsche Bundesverfügung, daß an den Arbeitsplätzen immer genügend Wasser vorhanden sein solle, um das Material anzufeuchten. DOMANN überzeugte sich jedoch durch Augenschein in Steinbrüchen, von Steinmetzen darauf aufmerksam gemacht, daß hartes Gesteinsmaterial so wenig Feuchtigkeit annimmt, daß trotz Benetzen des Gesteins beim Behauen immer noch feiner Staub entwickelt wird.

Die *Fortführung* des Staubes geschieht meist durch Staubabsaugungsvorrichtungen, Ventilatoren usw. Für die Gruben fordert BÖHME ihren Ausbau nachdrücklich. Die Wetterführung in den Bergwerken ist immer ein Schmerzenskind für die Betriebsleiter. Ich kenne einen sehr großen Bergwerksbetrieb, wo zur Wetterführung zwei untertags miteinander verbundene Schächte verwandt werden; durch den einen Schacht gelangt die Frischluft untertag, streicht an allen Arbeitsstätten und an gesunden und kranken Arbeitern vorüber und wird durch den zweiten Schacht wieder übertag gesaugt. Wenn sich einige Bacillenhuster unter den Bergleuten befinden, ist das Verfahren für die anderen Bergleute wirklich nicht ganz unbedenklich — trotz HEYMANN und FREUDEN-BERG, welche in Abrede stellen, daß untertags Infektionsquellen häufig vorhanden sind.

ICKERT zieht in Zweifel, ob für manche Staubbetriebe ganz einwandfreie gewerbehygienische Maßnahmen wie die Schaffung großartiger Ventilationseinrichtungen immer technisch durchführbar sind, dann aber auch, ob Einrichtung und Betrieb auch wirtschaftlich tragbar sind. Billig ist allerdings, wie MACKLIN und MIDDLETON einfach von Betrieben zu sprechen, welche eigentlich geschlossen werden müssen. Die Gefährlichkeit der Staubart und die Eigenart des betreffenden Betriebes sind für die Beurteilung solcher Verhältnisse ausschlaggebend.

Es ist nach BÖHME fraglich, ob es gelingen wird, *Atmungsmasken* von solcher Feinheit herzustellen, daß Staubteilchen von 1—5 μ Größe, wie sie in die Alveolen eindringen, zurückgehalten werden, ohne daß dadurch die Atmung zu sehr erschwert wird. Der Atemschützer „Lix" des Osramwerkes Berlin ist wohl zur Zeit das vollkommenste auf diesem Gebiete. Nach DOMANN bekunden die Arbeiter von Sandmühlen, daß man den Lixapparat bis zu einer halben Stunde tragen kann; nach SCHABLOWSKI (bei DOMANN) passieren zudem immer mindestens 10% Staub das Filter. Der Rand des Atemschützers werde nach ROTH außerdem nie der Haut luftdicht in der Gegend der Nasolabialfalte aufsitzen können. *Nun zur Prophylaxe der Person.*

Als beste Prophylaxe gegen Staublunge und Staublungentuberkulose preisen HEYMANN und FREUDENBERG, LINDEMANN, und zur Zeit auch BÖHME die *Auslese*, und zwar die aktive als auch die Selbstauslese. Die letztere kann man insofern beobachten, als schwächliche Personen die immerhin erhebliche Körperkräfte fordernde Untertagarbeit von selbst meiden oder nach Erkennung der Schwierigkeiten von selbst aufgeben. Die erstere sondert Schwächlinge und aus Gesundheitsgründen Untaugliche aus. Eine aktive Auslese findet in der Hauptsache nur im Bergbaubetriebe bei der Einstellung statt. Ihre Ausdehnung auf andere Staubberufe ist erwünscht, vielleicht nicht ohne weiteres durchführbar und ohne Einschränkung vielleicht auch nicht erforderlich. Trotzdem hält sie KÖLSCH für die Porzellaner für notwendig, obwohl in der Porzellanfabrikation eine ganze Menge gerade schwächlicher Personen untergebracht werden können. Eins ist nach den neueren Anschauungen für jedes Staubgewerbe zu fordern: *bei der Einstellung in den Betrieb die Zurückweisung aller Tuberkulösen und Tuberkuloseverdächtigen.*

NICOLSON geht noch weiter: er will auch diejenigen vom Staubberufe ausgeschlossen wissen, bei denen Tuberkulose in der Ascendenz vorliegt, oder welche aus Häusern mit Tuberkulose stammen. BÖHME und TATTERSALL u. a. verlangen die Ergänzung der Aufnahmeuntersuchung durch die Röntgendiagnose.

Daß durch genaue Auslese bei der Einstellung in die Betriebe viel erreicht wird, zeigen die Verhältnisse im Ruhrbergbau. Viele sind sich aber darüber klar, daß die Aufnahmeuntersuchung allein nicht genügt. Im Mansfeldschen werden zu allermeist die Bergleute bereits als 14jährige Burschen eingestellt; sie sind zuerst Treckjungen, dann Förderleute, dann Lehrhäuer und zuletzt Häuer. Mit 14 Jahren sind sie meist gesund, auch in bezug auf Tuberkulose — hat doch die Alterssterblichkeitskurve zwischen 13 und 15 Jahren ihren tiefsten Sattel. Was nutzt hier die einmalige Untersuchung für die gesamte mehrere Jahrzehnte lange Arbeitsdauer? Da kann sich allerlei ereignen. ICKERT hat deshalb 1924 der Mansfelder A.-G. vorgeschlagen, die Bergleute fortwährend einer Gesundheitskontrolle, mindestens aber einer Auswurfkontrolle zu unterwerfen, um die Bacillenhuster von der Untertagarbeit fernzuhalten. Leider ist die Mansfeld A.-G. auf diesen Vorschlag der Kostenfrage wegen nicht eingegangen[1].

Jährliche Nachuntersuchung sämtlicher Arbeiter in der von ihnen beobachteten Staubart möglichst auch röntgenologisch, fordern u. a. MAY und PETRI, KÖLSCH, TATTERSALL, NICOLSON; mit einer zweijährlichen Nachuntersuchung der Jugendlichen begnügt sich GRÜNEWALD. *Rigorose Ausschließung* aller Tuberkulösen strebt TATTERSALL an (s. o.).

RODENAKER-WOLFEN möchte die Staublunge und ihre Folgen als *Berufskrankheit* bzw. als *gewerblichen Unfall* im Sinne des Gesetzes anerkannt wissen; dieser Forderung werden Gesetzgeber und Rechtsprechung früher oder später stattgeben müssen, zumal gewisse Staubkrankheiten bereits in anderen Ländern ähnlich aufgefaßt werden. RODENAKER ist der Ansicht, daß *nach § 126 der Gewerbeordnung* die Betriebsleitung verpflichtet ist, ihre Arbeiter auch gegen *Ansteckung*, also auch gegen solche mit Tuberkulose zu *schützen*, und daß entsprechende Verhütungsmaßregeln ergriffen werden müßten.

---

[1] cf. MAVROGORDATO (1926): „*Ein Offentuberkulöser in einem Staublunge erzeugenden Gewerbe kann ebenso gefährlich sein wie ein Typhusbacillenträger in einer Küche*".

Mancherorts sind die aufgestellten Forderungen mit Hilfe von *gesetzlichen* oder *polizeilichen Vorschriften* bereits durchgeführt.

Nach Grünewald findet in *Amerika* eine Aufnahmeuntersuchung für Staubarbeiter im Henry Phipps Institute in Philadelphia und in ähnlichen Spezialinstituten statt; Arbeiter mit gestörter Nasenatmung und mit schmalem Brustkorb werden für staubige Betriebe als ungeeignet erklärt. Für den Staat New York besteht nach Ridell ein Gesetz hinsichtlich Aufnahme- und Kontrolluntersuchungen von Bergarbeitern.

Nach Teichert bestehen in Preußen eine Reihe von Polizeiverordnungen für Einrichtung und Betrieb von Schleifereien (Regierungsbezirke Arnsberg und Düsseldorf). *England* hat die Arbeiterschutzvorschriften für Metallschleifer neu geregelt durch die *Metallschleiferverordnung vom 2. September 1925* und durch die *Verordnung für die Messer- und Schmiedewerkzeugschleifereien.* Beide Verordnungen beziehen sich gleichfalls auf Einrichtung und Betrieb der Schleifereien.

Systematische Gesundheitskontrolle von Staubarbeitern ist in England gesetzlich für gewisse Staubarbeiter festgelegt: das *Refractories Industry Schema of the Silicosis Act of 1918* bestimmt 1. jährliche Untersuchung von allen Arbeitern in Steinbrüchen usw., deren Material mehr als 80$^0/_0$ Silica enthält; 2. Suspension aller Personen mit Silikose oder Silikose + Tuberkulose, bei denen zu befürchten ist, daß ihr Zustand durch ein Fortschreiten ihrer Krankheit verschlimmert wird; 3. die Entschädigung aller von der Arbeit auf diese Weise ausgeschlossenen Personen (Nicolson).

Die großartigste Gesetzgebung in dieser Hinsicht ist diejenige von *Südafrika,* wo seit 1909 nahezu dreiviertel Dutzend Gesetze zum Schutze der Arbeiter erlassen und auch durchgeführt wurden. Die wichtigsten sind folgende: Durch die *Miners Phthisis Act vom 1. August 1916* wurde das „*Medical-Bureau*" geschaffen, ein Institut, welches in der Welt noch nicht seinesgleichen hat (Chefarzt: Watkins-Pitchford). Seit dem 1. August 1916 werden alle Bergleute mit Silikose oder Tuberkulose gezwungen, die Minen zu verlassen und eine Rente entgegenzunehmen; sie erhalten eine solche, wenn sie wenigstens während zwei Jahren Arbeit in den Minen Gelegenheit hatten, die Krankheit (anfangs mit dem Sammelnamen Miners' Phthisis bezeichnet) zu erwerben. *Ein Gesetz von 1919* legte den Unternehmern die Pflicht auf, die bloße Existenz der Krankheit während des Lebens der Arbeiter feststellen zu lassen. Gesetzlich wurden eingeführt das Ante-primary Stage, das Primary Stage und das Secondary Stage of silicosis.

Die Aufgaben des Medical Bureau sind:

1. Untersuchung der Bergmannsanwärter auf ihre bergmännischen Eigenschaften (Initial Examinations).

2. Periodical Examinations: Untersuchung aller weißen Bergleute (klinisch und mit Röntgenphotos) aller 6 Monate.

3. Benefits Examinations: Untersuchung aller gewesenen Bergleute hinsichtlich ihrer Ansprüche wegen Silikose und Tuberkulose.

4. Überwachung der Untersuchung der eingeborenen Arbeiter.

5. Feststellung der Todesursache hinsichtlich Silikose oder Tuberkulose (Entschädigung der Angehörigen).

Jährlich werden hier seit 1916 im Durchschnitt 34 890 Untersuchungen ausgeführt, 24 569 Röntgenphotos angefertigt, 342 Leichenöffnungen vorgenommen. Das Bureau verfügt zur Zeit über eine Sammlung von über 200 000 Röntgenphotos. Die Initial Examination ist sehr streng; etwa 60% der Arbeitsuchenden pflegen als ungeeignet abgewiesen zu werden. Die weißen Arbeiter werden mindestens halbjährlich, bei Verdacht viel öfter untersucht. Bei den eingeborenen Arbeitern wird halbjährlich das Gewicht kontrolliert, neuerdings versucht man sie alle zu durchleuchten. WATKINS-PITCHFORD ist gemäß seiner mehrfach geschilderten Ansichten, welche mit denen HÜBSCHMANNs und ICKERTs ziemlich völlig und mit denen BÖHMEs vielfach übereinstimmen, bestrebt, die Gruben von tuberkulöser Infektion zu befreien und dieses Freisein, wenn es einmal erreicht ist, auch aufrecht zu erhalten. Von den Erfolgen seiner Bemühungen ist in den verschiedenen Kapiteln einzeln berichtet worden. Sehr wesentlich ist, daß von den seit 1916 nach strenger Aufnahmeuntersuchung eingestellten Leuten im Laufe der Jahre nur 0—3 jährlich an Silikose, an Tuberkulose mit Silikose 0—1, an einfacher Tuberkulose 0—4 Leute erkrankt sind.

In bezug auf die Staubgewerbe haben nach diesen Schilderungen *England* und vor allem *Südafrika* mit ihrer Arbeiterschutz-Gesetzgebung vor anderen Ländern einen Vorsprung erreicht, welcher kaum einzuholen ist; möglicherweise ist nur das internationale Arbeitsamt imstande, in dieser Hinsicht die Arbeiterschutz-Gesetzgebung zu vervollkommnen.

XV. Tuberkulose der Angehörigen, Auswirkung der Tuberkulose und Staubarbeit auf die Konstitution.

COLLIS zitiert folgende Beobachtungen: ,,Im 16. Jahrhundert schrieb AGRICOLA über Frauen in den Karpathen, welche infolge der hohen Tuberkulosesterblichkeit unter den Bergleuten 7 mal heirateten''. THACKRAH berichtet in gleicher Weise, daß in den Dörfern von Arkendale (englischer Bleiminendistrikt) nicht weniger als 30 Witwen unter 30 Jahren vorhanden wären. GREENHOW sagt 1858: ,,Es ist der bösartige Charakter der männlichen Beschäftigungsweise, welcher verursacht, daß Alston, der ausgeprägteste Bleiminendistrikt in England, in größerem Maße Witwen beherbergt, als irgendein anderer Platz im Königreiche''. 1909 lenkten STEEL-MAITLAND und SQUIRE die Aufmerksamkeit auf die große Zahl von Witwen der Zinnbergleute in Cornwall. Dasselbe ist bei den Feuersteinarbeitern in Brandon beobachtet worden; weiterhin von Dr. HAY in Aberdeen bei den Granitarbeitern. Dr. TURNER hat COLLIS erzählt, daß seine Untersuchungen in Südafrika über die Häufigkeit der Tuberkulose in den Eingeborenendörfern nicht feststellen konnten, daß die Eingeborenen, welche mit Staubtuberkulose aus den Goldminen heimkehrten, die Krankheit wieder in den Eingeborenenstämmen verbreiten. ,,Diejenigen, welche mit tuberkulösen Silikotikern in Kontakt geraten, aber nicht selber silikotisch sind, scheinen sich nicht mit Tuberkulose anzustecken, oder wenigstens haben sie keine höhere Tuberkulosesterblichkeit als die gewöhnliche Bevölkerung''.

Diese merkwürdigen Beobachtungen sind wert, durch andere ergänzt zu werden.

Nach DOMANN hat LINNÉ schon im Jahre 1734 in seinem Iter Dalecarlicum darauf aufmerksam gemacht, daß bei den Sandsteinarbeitern im Orsagebiet

(Schweden), wo die Berufstätigen in großer Zahl zugrunde gehen, deren Frauen und Kinder gesund bleiben, während doch sonst „Phthisis für einen Morbus hereditarius et contagiosus gehalten wird".

HOFFMANN (zit. nach NICOLSON) errechnet für die Frauen und für die übrigen Familienangehörigen der Steinbrecher von Derbyshire eine niedrigere Tuberkulosemortalität als für diejenigen anderer Arbeiter, selbst der Landleute.

KREUSER schließt aus seinen Beobachtungen im Saargebiet 1926, daß die Infektionsquellen bei den *keramischen* Arbeitern nicht so viele zum Tode führende Erkrankungen hervorrufen, wie die Ansteckungsquellen, welche aus anderen Industriezweigen stammen. Die Quellen aus der Keramik bedeuten nach KREUSER eine geringere Ansteckungsgefahr. Die Versprühungsmöglichkeit des Keramikersputums sei geringer.

In den Industriegemeinden des *Mansfelder* Kupferschieferbergbaues war das Verhältnis der absoluten Tuberkulosesterbezahlen der Männer zu denjenigen der Frauen wie 100 : 47 gegenüber 100 zu etwa 110 im Staate Preußen (ICKERT). Für die Jahre 1922—1925 errechnet ICKERTs Nachfolger, REDEKER[1], in den 7 hauptsächlichen Bergmannsgemeinden ein Verhältnis der Frauen zu den Männern von 100 : 29,2. Daß dieses Verhältnis jedoch keineswegs eine Tuberkulose*unter*sterblichkeit der Frauen bedeutet, sondern lediglich eine *Über*sterblichkeit der Männer, zeigt die Berechnung auf 10 000 Einwohner gleichen Geschlechtes. REDEKER berechnet für die genannten 5 Jahre eine Tuberkulosesterblichkeit der Frauen von 10,9 in den Bergmannsgemeinden gegenüber 10,6 in den übrigen preußischen Landgemeinden und eine Tuberkulosesterblichkeit der Männer von 36,5 gegenüber 10,7. Noch etwas ungünstigere Zahlen wurden für die Sterblichkeit der Kinder gefunden. Die Tuberkulosesterbezahlen der Frauen und Kinder erscheinen also niedrig, wenn man sie mit denen der erwachsenen Bergleute vergleicht, sie sind aber noch immer etwas erhöht im Vergleich zu denen im übrigen Preußen. Als ICKERT im Jahre 1926 in seiner Statistik über die Häufigkeit der Schulkindertuberkulose im Mansfelder Gebirgskreis berichtete, daß er in einigen Bergarbeitergemeinden bei 20,8% der Schulkinder harte Herde (= verkalkte tuberkulöse Primäraffekte) gefunden habe, begegnete diese Angabe zunächst einigem Kopfschütteln; REDEKER hat aber diese Angaben bestätigt. Der letztere hatte in Mühlheim-Styrum bei 9% der Schulkinder solche Herde gefunden. In nicht seltenen Fällen zeigten aber die Mansfelder Schulkinder mit den verkalkten Primärherden eine negative Mororeaktion. REDEKER erklärt das damit, daß es sich bei der Tuberkuloseansteckung der Mansfelder Bergmannskinder entsprechend dem chronischen Verlauf der pneumokoniotischen Tuberkulose (scil. der Väter) vornehmlich um eine in früher Kindheit beginnende und chronisch-einschleichend verlaufende Ansteckung handelt. Er beruft sich dabei auf seine früheren Untersuchungen im Ruhrgebiet, wonach eine derartige Ansteckungsart einerseits besonders häufig zu harten Herdbildungen, andererseits aber zu einer relativ hohen Immunität und Unempfindlichkeit gegenüber dem Tuberkulotoxin führt. Die überaus große Häufigkeit der frühzeitigen kindlichen Ansteckung in den Mansfelder Bergmannsdörfern belegt die ICKERTsche Zahl von 53,3% infizierter Kinder

---

[1] Aus einem noch nicht veröffentlichten Bericht mit Genehmigung des Verfassers.

in den Altersklassen von 6—9 Jahren gegen 25,8% dieser Altersklasse in Mühlheim-Styrum, 21,4% in Dortmund (Armen- und Waisenhaus), 23,3% in Düsseldorf (Armen- und Waisenhaus), 20% in Remscheid (zit. nach REDEKER).

Auch die Häufigkeit der aktiven Tuberkuloseformen unter den Schulkindern gemäß einer Stichtagsprüfung ist in den Mansfelder Bergarbeiterorten größer als in den umliegenden Landgemeinden: 1,66 gegen 0,31%. Es ergibt sich daher auch für den Mansfelder Kupferschieferbergbau die merkwürdige Tatsache, daß die Angehörigen der tuberkulösinfizierten Bergleute an und für sich erheblich häufiger angesteckt werden als diejenigen der Arbeiter anderer Berufe, daß aber ihre Sterbeziffern nicht in entsprechendem Maße steigen. Die Infektion und die Erkrankung verlaufen also im Gesamtdurchschnitt milder als anderswo, was freilich infolge der absolut höheren Zahl der Angesteckten nicht verhindern kann, daß trotzdem etwas mehr Frauen und Kinder an der Tuberkulose starben als in den übrigen preußischen Landgemeinden. Der Erklärungsversuch REDEKERs, daß der einschleichende Infektionsgang von chronisch verlaufenden Tuberkuloseformen häufiger einen ungestörten Immunisierungsgewinn ermöglicht, als die überfallende Infektion von akut und bösartigen Tuberkulosen, und daß dem wieder entsprechend ein milderer Krankheitsverlauf resultiert, erscheint der natürlichste von allen.

REDEKER schreibt weiter: „Die chronische Ansteckung im Kindesalter zusammen mit narbigen kindlichen Tuberkuloseformen erzeugen die sogenannte tertiäre Körperumwandlung, d. h. das Gewicht und das Längenwachstum werden gehemmt, die Haut dünn, das Gesicht hager, die ganze Körperfigur knapper. Diese tertiäre Körperumwandlung bleibt für das Leben. Sie ist das charakteristische Kennzeichen der gesamten Mansfelder Bergmannsbevölkerung, die dem Sachkundigen schon beim ersten Durchgang durch die Straßen auffällt".

Nach KREUSER entspricht die Neigung der Tuberkulose bei den Keramikleuten des Saargebietes zu einer bestimmten, mehr hingezögerten Verlaufsform der Herausbildung des *Fabriktypus* von KÖLSCH für die Allgemeinkonstitution der im Staubberuf tätigen Arbeiter. Vergleiche auch THIELE für seine Porzellanarbeiter: „Auffällig ist dem Untersucher der äußere Eindruck des im Verhältnis zu seinem Lebensalter frühzeitig gealterten Mannes".

Die merkwürdige Konstitutionsveränderung durch die Bergarbeit ist übrigens auch in Südafrika, und zwar MAVROGORDATO (zit. nach dem „Report" von 1925 von WATKINS-PITCHFORD) aufgefallen. Er teilt nach seiner Beobachtung die Bergleute ein in shortminers (unterhalb 6 Jahre untertag) und in longminers (mehr als 6 Jahre untertag).

Aus den Beobachtungen an den Angehörigen der Staubarbeiter könnte man eigentlich auf eine relative Harmlosigkeit der Staublungentuberkulose schließen. Das ist aber bei näherem Zusehen ein Trugschluß. Es steht nur fest, daß die Tuberkulosesterblichkeit der Angehörigen der Staubarbeiter, d. h. der Frauen und Kinder, wesentlich von derjenigen der Staubarbeiter selbst und nur wenig von derjenigen der übrigen Bevölkerung abweicht. In bezug auf die Häufigkeit von Infektion und Erkrankung ist es wieder anders, und wenn man die männliche Bevölkerung jenseits der Kinderjahre verfolgt, soweit sie sich späterhin auch wieder dem Staubgewerbe gewidmet hat, macht sich einerseits die oben beschriebene Konstitutionsveränderung im Sinne REDEKERs (Tertiär-typ) oder im Sinne KÖLSCHs (Fabriktyp) bemerkbar, andererseits zeigt sich, daß die in der Kindheit beobachtete Immunitätssteigerung die Menschen im späteren Staubberuf nicht vor dem Ausbruch und vor dem letalen Ausgang einer Staublungentuberkulose schützt, sondern daß wahrscheinlich die ruhende Tuberkulose schon bei dem Ausbruch der Pneumokoniose mitwirkt. All diese Verhältnisse spielen entschieden eine Rolle in jenen Gegenden mit etwas geringerer Bevölkerungsdichte, wo irgendein Staubgewerbe oft die einzige und domi-nierende Arbeitsgelegenheit für die Bevölkerung darstellt und der Staubberuf sich sozusagen in den Familien forterbt. Es fehlen Vergleichsuntersuchungen aus dem Ruhrgebiet, wo mehr andersartige Arbeitsmöglichkeiten vorhanden sind. Ich muß vorläufig dahingestellt lassen, ob die in jenen Gegenden mit Staubgewerben in der Jugend erworbene relative Resistenz gegen das tuber-kulöse Gift nicht etwa den immunbiologischen Faktor für das merkwürdige späte Tuberkulose-Hauptsterbealter der Staubarbeiter darstellt.

In meiner Schrift über die Mansfelder Verhältnisse habe ich auf Grund meiner damaligen Untersuchungen den Standpunkt vertreten, daß die Staub-gewerbe insbesondere der Mansfelder Kupferschieferbergbau nicht so gefährlich sind, wie von mancher Seite dargestellt wird. Das war im Jahre 1923/24. Durch meine katastermäßigen Untersuchungen der Schulkinder im Jahre 1924/25 tauchten aber hinsichtlich der Angehörigen der Bergarbeiter ganz neue Ergeb-nisse auf, an deren Deutung und Auswertung REDEKER, wie oben dargelegt, sich dankenswerterweise beteiligt hat. Nach diesen Ergebnissen muß ich mich noch mehr wie früher voll und ganz für eine *rationelle Bekämpfung der Staublunge und Staublungentuberkulose* einsetzen.

XVI. Die hauptsächlichsten Staubgewerbe.

Nach den ausführlichen Betrachtungen über die Wirkung gewerblichen Staubes sei es gestattet, für die hauptsächlichsten Staubgewerbe die Einzel-heiten zusammenzufassen. Fast jedes Staubgewerbe ist praktisch ein Typ für sich, und es ist zweckmäßig, den Charakter der einzelnen Typen etwas genauer zu kennzeichnen. Auf der anderen Seite ist es gewissermaßen eine Probe aufs Exempel, wie die aus den mitgeteilten Forschungen sich ergebenden Theorien sich mit der Praxis vertragen.

1. Gewerbe mit organischem Staub.

Es ist eigentlich überflüssig, hier nochmals zu wiederholen, daß organischer Staub keine Staublunge oder Staublungentuberkulose hervorruft. Die hohe Tuberkulosesterblichkeit unter Textil- und Tabakarbeitern beruht eben auf anderen Faktoren, welche in Abschnitt II klargelegt worden sind und uns als Hilfsursachen auch für die Entstehung der Staublunge und Staublungentuber-kulose wieder im zweiten Teil des Abschnittes XII begegnen: körperliche Minder-wertigkeit, drückende soziale Verhältnisse und tuberkulöse Infektionsquellen. An eins sei hier nochmals erinnert: Ist der organische Staub mit Sand (Kiesel-säure) verunreinigt, so kann es auch in solchen Staubgewerben zur Entstehung von Staublungen kommen (s. S. 2: Flachshechler und Teppichweber).

2. Eisen- und Stahlstaub, Schleifstaub.

COLLIS hat die Tuberkulosesterblichkeit der Eisenerzbergleute und der Kesselschmiede in England untersucht. Er stellt fest, daß 1910—1912 die vergleichende Tuberkulosesterblichkeit bei den Eisenerzarbeitern von Cumberland und Lancashire 123 ist (die comparative mortality an Phthisis aller Arbeiter und Invaliden Englands auf 142 gesetzt), diejenige aller Eisenerzbergleute aber nur 73, also ganz besonders niedrig ist. Der Unterschied ist vorzugsweise durch die voneinander abweichende Zusammensetzung der Erze bedingt. Zum Vergleich zieht COLLIS andere, Eisenoxydstaub ausgesetzte Arbeiter heran: die Kesselschmiede, diese hatten 1910—1912 eine vergleichende Tuberkulosesterblichkeit von 111. Also scheint reiner Eisenstaub kein gefährlicher Staub zu sein.

Über pneumokoniotische Veränderungen durch solchen Staub wissen wir wenig. HART (zit. nach JÖTTEN und ARNOLDI) unterscheidet zwar zwischen der roten Eisenlunge, bei welcher die pneumokoniotische Induration überwiegt und der tuberkulöse Prozeß noch wenig entwickelt ist, und der schwarzen Eisenlunge der Feilenhauer und Schleifer, bei der indurierende Prozesse viel geringgradiger als in der roten Eisenlunge seien und der Tuberkulose ein ungehemmter Fortschritt gestattet sei. Indessen sind solche Anschauungen heute nicht mehr haltbar.

Über die Pneumokoniose und Tuberkulose der *Feilenhauer* ist wenig bekannt. Bei dieser Arbeit werden in geschmiedete und geglättete Eisenstücke von verschiedener Größe mittels Hammer und Meißel kleine parallel verlaufende Rinnen eingehauen; durch die Bleiunterlage wird Blei verstäubt, und nach ROTH besteht für diese Leute besonders die Gefahr der Bleivergiftung. *Blei* selbst, wie wir heute genau wissen, verursacht keine Pneumokoniose. Immerhin sind bei Feilenhauern auch Pneumokoniosen beobachtet worden. BÖHME teilt einen solchen Fall mit. Er sagt, daß röntgenologisch eine Siderose angenommen worden sei, post mortem habe sich jedoch eine Anthrakose herausgestellt; nur in den Pleuraveränderungen habe sich Eisen chemisch nachweisen lassen. BÖHME würde den Fall bei seinen heutigen und auch nach den sonst geltenden Anschauungen einfach als Pneumokoniose bei einem Feilenhauer bezeichnen. Die Differentialdiagnose zwischen Siderose und Anthrakose im althergebrachten Sinne und Pneumokoniose ist heute hinfällig.

Über die *Eisenlunge* schlechthin liegen Bearbeitungen u. a. von MERKEL und neuerdings von HOKE vor, genaueres über die Zusammensetzung des Staubes ist von beiden Autoren nicht angedeutet. Die Befunde sind immer diejenigen irgendeines Stadiums der Pneumokoniose, in den vorgeschrittenen Stadien sich in keiner Weise von dem gewohnten Bilde der Lungenschwindsucht unterscheidend (MERKEL). Pneumokoniose mit Tuberkulose lag dem von GOADBY beschriebenen Falle zugrunde (Eisenerzbergarbeiter).

Nach JÖTTEN und ARNOLDI sind entschieden die gefährlichsten Berufe die Schleiferberufe. Dazu gehören die *Metallschleifer* aller Art, die Fräser, die Polierer, die Gußputzer usw. Das Schleifen von Metallgegenständen geschieht mittels Sandstein oder Schmirgelscheiben, während zum Polieren und Trockenschleifen auch Holzscheiben, mit aufgelegtem Leder, mit Schmirgelmasse oder mit Wiener Polierkalk bedeckt, benutzt werden, bisweilen auch Tuchscheiben, oder es geschieht das Polieren durch Reiben mit Schmirgelpapier (ROTH). Ein Mikrophotogramm von Stahlschleiferstaub bringen JÖTTEN und ARNOLDI in ihrer Abhandlung. Schleifstaub besteht einerseits aus Metallteilchen von oft bizarrer Form, mit Häkchen und Spitzen, und aus krystallinischer Kieselsäure oder Schmirgel (Carborundum = SiC). Betreffs Tierversuche mit Kieselsäure und Schmirgel sei auf Abschnitt III und IV verwiesen. JÖTTEN und ARNOLDI hatten bei ihren Experimenten kombinierter Einatmung von Schleiferstaub und Tuberkelbacillen an ihren Kaninchen die verheerendsten Wirkungen gesehen.

In England hatten BEATTIE (zit. nach NICOLSON) und MACKLIN und MIDDLETON als Hauptsterbealter der Metallschleifer an Lungentuberkulose die 50ger Jahre angegeben; die Trockenschleifer von Sheffield starben nach GRAY viel früher. Im Landkreis Solingen war die Sterblichkeit der Metallschleifer 1885 bis 1895 doppelt so hoch wie diejenige der übrigen Bevölkerung (MORITZ und RÖPKE, DÖNHOFF, zit. nach JÖTTEN und ARNOLDI). Der Gewerbeinspektor von Iserlohn hatte aus 15 Krankenkassen seines Bezirkes folgende Erkrankungsziffern der Schleifer ermittelt: 1894—1896 Schleifer 33—27; Nichtschleifer 7—8,4 (ROTH).

Klinisch hat besonders STAUB-ÖTIKER die Pneumokoniose der Schleifer bearbeitet. Er nennt sie „Chalikose", obwohl sie mit Kalk nichts zu tun hat; höchstens der Name Silikose wäre angängig, falls immer Sandsteinschleifscheiben verwandt worden sind. Über die Pneumokoniose bei Schleifern in Beil- und anderen Werkzeugfabriken ist von RIDELL berichtet worden; seine Statistiken sind auf Seite 37 verzeichnet. Wichtig erscheinen die Mitteilungen von CLARK und SIMONS über die Verwendung von künstlichen Schleifsteinen in Amerika in Verbindung mit gründlichen Entstaubungsanlagen; beides habe bei den beobachteten Arbeitern sowohl hinsichtlich Pneumokoniose als auch Tuberkulose die Gefahr der Staubinhalation bedeutend herabgemindert, weil der natürliche Sandstein 15mal schneller abgenutzt wird und größere Staubentwicklung bedingt als der künstliche. Über die Arbeiterschutzgesetzgebung s. Abschnitt XIV.

3. Sandstein und Granit.

Die ausführlichste Beschreibung der Steinhauerlunge stammt von DOMANN. In Frage kommt die Bearbeitung von Sandstein und Granit zu den verschiedensten Zwecken. Die Zahl der in Steinbrüchen und Steinhauereien einschließlich der Steinschleifereien beschäftigten Arbeiter Deutschlands betrug 1913 etwa 120 000 (KLEBE). Die hohe Tuberkulosesterblichkeit und das merkwürdig hohe Tuberkulosehauptsterbealter sind in den betreffenden Kapiteln besprochen worden. Sandstein enthält in der Hauptsache krystallinische SiO_2, während Granit aus Quarz, Glimmer und Feldspat besteht. Nach ENGEL verhält sich gemäß einer gut fundierten neuen englischen Statistik die Tuberkulosesterblichkeit der Sandsteinarbeiter zu derjenigen der Granitarbeiter wie 415 : 127 (auf etwa 70 000 Lebende). Mit den Tierversuchen stimmt das insofern überein, als auch dort sich Quarz gefährlicher als Granit erwiesen hat (s. Abschnitt III und IV).

COLLIS behauptet, daß die Mischung von Kieselsäure mit anderem Staub weniger gefährlich sei, als reine SiO_2: die Sterblichkeit an Silikose + Tuberkulose in einer Fabrik für hochwertige, in der Hauptsache Kieselsäure enthaltende Ziegel berechnete er auf $32^0/_{00}$, in einer anderen jedoch, welche SiO_2 und Schiefer zur Herstellung benutzte, auf etwa $1^0/_{00}$.

Da die Engländer durchweg die Kieselsäure als das schädliche Agens für die Erkrankungen der Staubarbeiter betrachten, ist der Gehalt an Kieselsäure das Kriterium für die Beobachtung der in Abschnitt XIV erwähnten gesetzlichen Vorschriften. Nach NICOLSON erscheint jedoch durch die untere Grenze von $80^0/_0$ SiO_2 der Kreis der zu überwachenden Arbeiter als zu eng.

4. Schiefer, Speckstein, Kalkstaub, Zement.

Nach ROTH sind die Gesundheitsverhältnisse der *Griffel*macher Thüringens nicht ganz ungünstig, wenngleich der Prozentsatz, welchen die Lungentuberkulose an den Todesfällen hat, erheblich ist und bei den Dach- und Tafelschieferarbeitern $43,1^0/_0$ und $64,23^0/_0$ bei den Griffelarbeitern beträgt. COLLIS errechnete die vergleichende Tuberkulosesterblichkeit der Arbeiter der *Schieferbrüche* Englands für 1910—1912 auf 220 (gegen 142 aller Arbeiter und Invaliden von England und Wales), also etwa $55^0/_0$ höher als die Durchschnittssterblichkeit, Schiefer ist nach COLLIS sozusagen zusammengepreßter Ton, demnach in der Hauptsache Aluminium-Silicat. HALDANE (zit. nach COLLIS) erreichte bei Meerschweinchen durch Inhalation von reiner Tonerde cytologisch denselben Effekt wie mit SiO_2-Staub.

Eine *Speckstein*-Lunge (Speckstein = Vivianit, Talcum, Magnesium-Silicat) mit Tuberkulose beschreibt THOREL, sie bot nach seinen Begriffen das Bild einer Pneumokoniose dar.

Eine Staublunge infolge Einatmung von *Asbest*staub (= Calcium + Magnesium-Silicat + $40^0/_0$ SiO_2) beschreibt COOKE. Bei der Nekropsie fand sich Fibrose mit Tuberkulose. Der hohe Silicatgehalt und die Tuberkulose sind augenscheinlich die Schrittmacher der Pneumokoniose gewesen.

Die *Kalkstein*arbeiter Englands hatten 1910—1912 nach COLLIS im Vergleich zu den Sandsteinarbeitern eine niedrige „vergleichende" Tuberkulosesterblichkeit: 129 (gegen 415 der Sandsteinmetzen und gegen 142 normal), also abnorm niedrig. Zu ähnlichen Resultaten gelangt PRINZING durch Berechnung der englischen *Standardsterblichkeit* für 1910—1912:

	Überhaupt	Für Lungentuberkulose	Für sonstige Erkrankungen der Atmungsorgane
Bei Sandsteingewinnung und -verarbeitung	20,10	5,85	4,38
Bei Schiefergewinnung und -verarbeitung .	12,53	3,10	1,38
Bei Granitgewinnung und -verarbeitung .	8,42	1,79	0,90
Bei Kalksteingewinnung und -verarbeitung	10,60	1,82	1,55
Bei allen Männern	11,13	2,00	1,68

Hierher gehört die Bearbeitung von Marmor, gehören die Kalkstein- und Gipsbrennereien, die Zementfabrikation, endlich diejenige der Thomasschlacke. Allgemein bekannt ist die geringe Tuberkulosesterblichkeit all dieser Arbeiter. Vergleiche die Arbeiten von MANGELSDORF, SELKIRK, FISSAT, NEGER, HIRT, EULENBERG, SOMMERFELD, HÉBERT, NAUTÉ, HEIM (Literatur bei JÖTTEN und ARNOLDI).

Auch nach Wolf ist die Bedrohung der Arbeiter in der Kalkindustrie gering; er hält eine Teilnahme der aufgenommenen Kalkpartikel an der Verkalkung tuberkulöser Krankheitsprodukte für wahrscheinlich, was nach den Tierversuchen von Jötten und Arnoldi (s. dort) nicht unmöglich ist. Bereits 1888 benutzte Halter in Lengerich Kalkstaubinhalation zu therapeutischen Zwecken (zit. nach Roth). Die Akten über den Wert solcher Inhalationstherapie sind noch nicht geschlossen.

In der mir zugänglichen Literatur habe ich vergebens nach Sektionsprotokollen über Lungenveränderungen bei Arbeitern in Kalk- und Gipsbrennereien und Zementfabriken gesucht, so daß hier mancherlei noch aufzuklären oder zu bestätigen ist.

5. Keramische Industrie.

Die Porzellan- und Steingutindustrie zählte gemäß Betriebszählung 1921 497 Betriebe mit 24 000 Arbeitern (Probst). Über die keramische Industrie liegen eine große Anzahl Veröffentlichungen vor, die letzten von Bogner, Kölsch, Rössle, Vollrath, Holtzmann und Harms, May und Petri, Schellenberg, Laudis, Kreuser, Thiele usw. Die älteren und die neueren sind zusammenfassend von Jötten und Arnoldi zusammengestellt, ihrem Bericht ist nur wenig zuzufügen.

In Frage kommen die Töpfer aller Art, vor allem die gesamte *Porzellanindustrie*. Auffällig in den Berichten sind die sich widersprechenden Angaben über die Folgen der Staubeinatmung. Die einen, z. B. Kölsch und Thiele, sind von der hohen Gefährlichkeit des Porzellanstaubes überzeugt, andere, z. B. Holtzmann und Harms, auch Rössle vom genauen Gegenteil. Kölsch unterscheidet jedoch bereits neue und alte Fabriken (s. Abschnitt XII). Vollrath weist nach, daß auch die sozialen Verhältnisse der einzelnen Wohngegenden Gefahrendifferenzen verursachen können. Wichtig ist ferner die Trennung in *Porzellaner* (Kölsch, Thiele), welche mit der eigentlichen Porzellanfabrikation zu tun haben, und in Hilfsarbeiter, denen die übrigen Arbeiten obliegen. Nach Bogner, Vollrath und Kölsch sind die Hauptphasen der Fabrikation folgende (zit. nach Jötten und Arnoldi):

1. Das Bereiten der Rohmasse, das Zerkleinern der einzelnen Bestandteile, hauptsächlich von Feldspat und Quarz in den Kollergängen, Abtransport der Masse.

2. Formgebung: Drehungen, Formen, Gießen, Stanzen.

3. Ausarbeiten, Abstäuben und Glasieren der trockenen Stücke.

4. Fertigstellung und Veredelung: Schleifen, Verputzen und Dekorieren.

Diesen Manipulationen entsprechen die verschiedenen damit beschäftigten Arbeitergruppen wie Massemüller, Dreher, Glasierer und Schleifer.

Als Rohmaterialien werden Kaolin, Feldspat und Quarz verwandt; der Gehalt an letzterem schwankt zwischen 12 und $30^0/_0$. Die Glasur enthält die meiste freie Kieselsäure; Glasurarbeiter erscheinen entsprechend mehr gefährdet. Zur Illustration der Wirkung verschieden zusammengesetzten Porzellanstaubes sei auf die in Abschnitt III und IV verzeichneten Tierexperimente verwiesen, deren Ergebnisse eine Bestätigung der englischen Ansicht sind, daß das schädliche Agens auch bei Porzellanstaub die freie, besonders vor allem die krystallinische Kieselsäure (Silica) ist. Immerhin geht aus der Fülle der Arbeiten hervor, daß auch in der Porzellanindustrie verschiedene Faktoren beim Zustandekommen von Staublunge und Staublungentuberkulose mitwirken.

Anhang:
Die Glasindustrie.

Über das Auftreten von Staublunge in der Glasindustrie, welche 84 000 Arbeiter in Deutschland beschäftigt, liegen keine genauen Berichte vor. GERBIS hat bei den von ihm untersuchten Arbeitern gefunden, daß 39,6% der Todesfälle auf Tuberkulose zurückzuführen waren; das Maximum der Todesfälle lag im 4. Lebensjahrzehnt. P. MEYER, welchem ich diese Notiz verdanke, läßt es dahingestellt, ob diese Tuberkulosehäufigkeit auf Berufsschäden oder vielmehr auf den sonstigen Lebensverhältnissen beruht.

6. Kohlenbergbau.

Es ist unbestritten, daß die Arbeiter in Kohlenbergwerken überall in der Welt eine niedrige Tuberkulosesterblichkeit haben. Nach BÖHME erkranken unter vielen Tausenden der Kohlenbergleute nur ein geringer Prozentsatz an Pneumokoniose. Eine ausreichende Zusammenstellung der Literatur findet sich wiederum bei JÖTTEN und ARNOLDI.

Viele Untersucher haben sich mit den Ursachen der niedrigen Tuberkulosesterblichkeit der Kohlenbergarbeiter beschäftigt. Die verschiedenen Ansichten sind bereits in den einzelnen Kapiteln der vorliegenden Abhandlung besprochen worden. WATKINS-PITCHFORD u. a., besonders die Engländer, auch EDLING greifen auf die Ungefährlichkeit des Kohlenstaubes zurück. Andere, besonders deutsche Autoren, betonen die Auslese für die Arbeit in den Kohlenminen (z. B. BÖHME, BEINTKER, HEYMANN und FREUDENBERG, ASCHER u. a.). Auch LINDEMANN tritt für die Wichtigkeit der Auslese ein und fordert (wie ICKERT für die Kupferschieferbergleute) strengste Fernhaltung der Tuberkulösen von den Schächten.

COLLIS fallen bei seiner großen statistischen Untersuchung aus dem Jahre 1923 die Unterschiede der Zahlen für die einzelnen Kohlenbergwerksdistrikte auf: Lancashire hatte z. B. 1910—1912 die doppelte Tuberkulosemortalität wie Nottinghamshire. Er schreibt 1926 über diesen Punkt: „Augenscheinlich kommt jetzt Licht in die Sache, indem die Tuberkulose-Silikose bei den Kohlenbergleuten nur eine kleine Gruppe befällt, welche mit Maschinenbohrern beschäftigt ist, und zwar an Stellen, welche der Arbeit in Silicafelsen gleichkommt." COLLIS spielt darauf an, daß die Kohlenadern oft zwischen Quarzgestein verlaufen, welches zur Gewinnung der Kohle mitabgebaut werden muß. BÖHME unterscheidet deshalb seit einigen Jahren grundsätzlich zwischen *Kohlenhäuern und Gesteinshäuern*; die weit höheren Mortalitäts- und Morbiditätsziffern der letzteren sind in den betreffenden Kapiteln der vorliegenden Abhandlung verzeichnet. Zum gleichen Ergebnis wie BÖHME ist TATTERSALL gelangt, er nennt die unter den Kohlenbergleuten vorkommenden Pneumokoniosen der englisch-südafrikanischen Anschauung gemäß einfach Silikose, für welche das englische Gesetz leider den Arbeitern keine Kompensation gewähre (unter 80% SiO_2-Gehalt).

EDLING beschreibt demgegenüber die Wirkung der Einatmung einer ganz weichen und reinen (gesteinsfreien) Kohle, wie sie in Leichenlungen mikroskopisch festgestellt wurde: keine Vermehrung von Bindegewebe, nur Pigmenthäufung und Atelektasen.

Eine *Graphit*pneumokoniose (Graphit ist auch fast reiner Kohlenstoff) finden wir bei KOOPMANN. Er deutet die Veränderungen als chronische interstitielle Pneumonien. Der Fall ist bei näherem Zusehen nicht tuberkulosefrei.

Im ganzen kommt es also auch bei den Kohlenbergleuten auf die Zusammensetzung des Staubes, vor allem auf seinen Gehalt an Kieselsäure an, ferner scheint die Auslese besonders hinsichtlich der Tuberkulose, als Schrittmacherin der Pneumokoniose, das wesentliche Moment für die veröffentlichten Zahlenwerte zu sein.

7. Blei-, Zinn-, Zink-, Gold- und Kupferschieferbergbau.

Blei- und Zinnerzadern verlaufen in England meist zwischen *Quarz*gestein. Die Tuberkulosesterblichkeit der betreffenden Bergleute ist entsprechend hoch, nach COLLIS 1910—1912 335 bzw. 684 gegen 142 im Durchschnitt (comperative mortality). Dasselbe gilt nach PURDY für die Bleiminen in Australien, die Häufigkeit der Pneumokoniose unter den Arbeitern dieser Bergwerke ist auf Seite 32 besprochen worden.

*Blei*staub allein verursacht keine Pneumokoniose. ROOS hat vergeblich unter den Druckern nach Staublungen gesucht. Unter den Arbeitern der großen Bleihütte der Mansfeld-A.-G. habe ich selbst bei Arbeitern mit 30 und mehr Arbeitsjahren keine Pneumokoniose trotz eifrigsten Suchens feststellen können.

*Zink*staub erregt als reines ZnO (Zinkwolle) das sog. Zinkfieber und Asthma (ROTH). In den *quarz*haltigen Zinkminen von SW-Missouri erkranken jedoch die Bergleute an Pneumokoniose (LEGGE: Silikosis). LANGE (zit. nach LEGGE) zeigte, daß die Zinkminenarbeiter erst nach 4—5 Jahren erkranken, der Goldminenarbeiter an der Küste des Stillen Ozeans dagegen schon nach 6—18 Monaten.

Das Gießfieber wird neuerdings von BRESSER einer kurzen zusammenfassenden Betrachtung unterzogen. Es zeigt sich besonders bei Zinkgießern, aber auch bei den Schmelzern von Messing, Rotguß, Bronze und Nickel. Die Krankheitserscheinungen (Fieber, Mattigkeit, Hustenanfälle) können nicht auf das Einatmen von Kohlenoxydgas zurückgeführt werden. Wenn bei schlechter Witterung die Entlüftung der Arbeitsräume stockt, macht sich das Gießfieber öfter bemerkbar, ebenso bei der Verwendung unreinen (oxyd- und ölhaltigen) Materials. Man vermutet, daß die Metalle in gasförmiger Form oder in Form von gasförmigen Carbonylverbindungen eingeatmet werden; für Nickel ist der letztere Vorgang bereits nachgewiesen, während der erstere überhaupt noch nicht als unbestritten möglich angesehen wird. Bei Verwendung von Induktionsöfen tritt das Gießfieber nur verhältnismäßig selten auf.

Über die Goldminenarbeiter in Südafrika haben WATKINS-PITCHFORD und seine Mitarbeiter berichtet.

Mit den Kupferschieferbergleuten des Mansfelder Gebirgskreises hat sich ICKERT eingehend beschäftigt. Das Erz enthält 29—38% SiO_2, außerdem 11—15% Tonerde, 10—14% Kalkerde, je 2—3% Kupfer und Eisen, 9—17% Bitumen. Ober- und unterhalb der Kupferschieferader liegen Sandsteinschiefer

u. dgl., also SiO_2-haltiges Gestein. Es ist in der vorliegenden Abhandlung mehrfach darauf hingewiesen, wie sich die erhobenen Befunde und die sich daraus ergebenden Anschauungen mit denen von WATKINS-PITCHFORD bei den Goldminenarbeitern in Südafrika und neuerdings mit denjenigen BÖHMES bei den Gesteinshäuern des Ruhrkohlenbezirkes decken.

Schlußfolgerung.

Dämpfe von Metall können Gießfieber oder Asthma hervorrufen. Gewerblicher Staub von reinem Metall oder von Metalloxyden erzeugt im allgemeinen keine Pneumokoniose. Metallstaub mit Kieselsäure oder Schmirgel vermischt erscheint im hohen Grade gefährlich, besonders wenn sich zur Staublunge Tuberkulose gesellt; das gilt für Schleifstaub wie auch für den Staub in den verschiedenen Erzbergwerken. Reiner Tonerdestaub scheint harmlos zu sein; seine Vermischung mit Kieselsäurestaub ist entsprechend der Höhe des Kieselsäuregehaltes gefährlich. Dasselbe gilt vom Kohlen- und Kalkstaub und sogar vom organischen Staub usw. Auf Grund der Fülle des Tatsachenmaterials kann man sich nicht des Eindruckes erwehren, daß der Gehalt an Kieselsäure (oder an Schmirgel-SiC) ausschlaggebend ist, ob eine Staubart als gefährlich zu gelten hat oder nicht. Das alles läuft auf die Bestätigung der vor allem in England und Südafrika verbreiteten Anschauung hinaus, daß die Pneumokoniose vornehmlich der Kieselsäure ihre Entstehung verdankt, was auch in der englischen Arbeiterschutzgesetzgebung zum Ausdruck kommt.

XVII. Lungencarcinom bei Bergarbeitern.

Es sei gestattet, im Rahmen dieser Arbeit noch auf eine merkwürdige Erscheinung einzugehen, welche in ihrer Häufigkeit nur im Schneeberger Erzbergbau beobachtet wird: auf den Lungenkrebs, deshalb „Schneeberger Lungenkrebs" genannt. In den Gruben bei dem Orte Schneeberg wird zur Zeit Erz zur Gewinnung von Wismut, Arsen und Kobalt abgebaut. In den Gängen der Bergwerke läßt sich Radiumemanation in großen Mengen nachweisen. Seit 1879 hat man die „Schneeberger Bergmannskrankheit" als Lungencarcinom erkannt (HARTUNG und HESSE; Literatur bei WEBER und bei ROSTOSKI, SAUPE und SCHMORL). Mit Unterstützung der sächsischen Regierung und vieler anderer Behörden hat auf Anregung des sächsischen Landesgewerbearztes Dr. THIELE der Sächsische Landesausschuß zur Erforschung und Bekämpfung der Krebskrankheit seit 1922 sich des Studiums des Schneeberger Lungenkrebses gewidmet. Von ROSTOSKI und SAUPE sind daraufhin im ganzen 154 dieser Bergleute untersucht worden, von denen 21 im Verlaufe von $3^1/_4$ Jahren starben; bei 13 von ihnen wurde durch die Sektion die Diagnose Lungencarcinom sichergestellt, bei 12 dieser 13 hatten die Untersucher ante mortem Lungentumor angenommen. Im ganzen gelangten die Untersucher nach Würdigung der übrigen Umstände zu der Annahme, daß $71^0/_0$ der Bergleute an Lungencarcinom zugrunde gehen, während HARTUNG und HESSE im Jahre 1879 $75^0/_0$ angegeben hatten. Von SCHMORL sind diese und andere Fälle pathologisch-anatomisch untersucht worden, zusammen 21 Fälle. In 9 Fällen schien der Krebs von den größeren Bronchien, in 6 Fällen vom Lungengewebe ausgegangen zu sein. Eine Kombination von Carcinom und Tuberkulose fand sich in 6 Fällen, ohne daß Beziehungen zwischen beiden Krankheiten sich nachweisen ließen. WEBER, welcher die Ergebnisse zusammengestellt hat, kommt zu dem Schluß, daß ein verhängnisvolles Zusammentreffen mehrerer Einwirkungen anzunehmen sei, in erster Linie die Einatmung von Gesteinsstaub, der Arsen und radioaktive Gesteinspartikel enthält, sowie fortgesetzte Einatmung hoher Radiumemanationsmengen, als unterstützendes Moment häufige Durchnässung und Erkältung. Was die Bedeutung des Arsens für die Entstehung von bösartigen Geschwülsten betreffe, so verweise er auf die Versuche von CARREL, dem es gelang, durch

Verimpfung eines Gemisches von arseniger Säure und Embryonalgewebe in den Brustmuskeln von Hühnern maligne, metastasierende und in wenigen Wochen zum Tode führende Spindelzellensarkome zu erzeugen (vgl. dazu Dresel-Dahlem, zitiert nach O. Warburg).

Im übrigen sind die in der Literatur niedergelegten Fälle von Lungencarcinom bei Staubarbeitern nicht häufig. Rodenacker, welcher übrigens bei Besprechung des Gegenstandes die Ansicht äußert, daß in den Kulturländern die Lungentuberkulose ab- und der Lungenkrebs zunehme, führt einen Fall von Lungentumor im rechten Oberlappen an. Im mikroskopischen Schnitt waren die anatomischen Substrate der Staubkrankheit, der Lungentuberkulose und des Lungentumors vorhanden.

Im Falle von Cramer fand sich bei einem 57jährigen Manne, welcher die letzten 8 Monate vor seinem körperlichen Zusammenbruche in einem Staubgewerbe, nämlich als Fräser, gearbeitet hatte, ein Carcinom neben einer Tuberkulose und einer Pneumokoniose im rechten Oberlappen. Hierbei sei an jenen, von Böhme mitgeteilten Fall erinnert, wo sich eine Pneumokoniose vorzugsweise in dem Oberlappen entwickelt hatte, in welchem Böhme früher eine cirrhotische Lungentuberkulose festgestellt hatte. Bemerkenswert ist, daß im Watkins-Pitchfordschen Institute (Report von 1924) nur viermal unter 726 Sektionen Lungenkrebs festgestellt wurde, einmal davon vergesellschaftet mit Silikose.

XVIII. Die Staubinhalationstherapie.

Es ist schon längere Zeit bekannt, daß unter den Arbeitern in Kalkbetrieben die Lungentuberkulose nicht sehr häufig zu finden ist. Halten (nach Roth) war wohl 1888 der erste, welcher auf diese Erfahrungen seine Inhalationstherapie bei Lungentuberkulose aufbaute; er war allerdings der Ansicht, daß die erhitzte und durch die Einwirkung von gebranntem Kalk an Kohlensäure verarmte Luft einen günstigen Einfluß auf die Atmungsorgane habe. Auf Empfehlung der Fabrik von Gebr. Rather in Ovenstädt und des Deutschen Zentralkomitees zur Bekämpfung der Tuberkulose sind zu Anfang des 20. Jahrhunderts in der Medizinischen Universitätsklinik von Berlin therapeutische Inhalationsversuche mit frischgebranntem sehr feinem Kalkstein bei Lungentuberkulose gemacht worden, freilich ohne sichtbaren Erfolg (Reckzeh). Daß indes eine Therapie auf diesen Wegen vielleicht möglich ist, betonen im Jahre 1927 Jötten und Arnoldi auf Grund ihrer Tierversuche.

Auf ganz anderer Basis bewegen sich die therapeutischen Kieselsäure-Inhalationen. Kahle hatte gefunden, daß der Gehalt an Kieselsäure der an Lungentuberkulose verstorbenen Menschen, vor allem derjenige der Lungen, wesentlich geringer sei als bei normalen Menschen. An der Regelung des Kieselsäurestoffverbrauches sei besonders das Pankreas beteiligt, wie die Beobachtung nach Pankreasentfernung gezeigt habe. Impftuberkulose beim Meerschweinchen verlief nach Darreichung von kieselsäurehaltigen Mitteln vorwiegend mit indurativen Prozessen. Auf Seite 10 haben wir mitgeteilt, daß diese Versuche noch nicht bestätigt worden sind. Trotzdem aber hat auch Kahles Lehrer Rössle sich auf Grund der Kahleschen Untersuchungen wiederholt für die Anwendung der Kieselsäuretherapie eingesetzt. Auf die große Zahl der kieselsäurehaltigen Mittel braucht hier nicht eingegangen zu werden, da hier nur die Inhalationstherapie mit Kieselsäure interessiert.

Dieser letzteren hat sich besonders Kühn angenommen. Er propagiert mit Eifer die Inhalation eines Pulvers, bestehend aus $70^0/_0$ etwa $10^0/_0$iger SiO_2, $15^0/_0$iger Kohle und $5^0/_0$igem Fe_2O_3 und Al_2O_3.

Erfolge solcher Staubinhalation liegen außer den Kühnschen nur erst wenige vor. Unter anderen setzt sich Henius dafür ein, empfiehlt aber das Pulver direkt in den Bronchus einzublasen. KADISCH sah nach 59 Tagen noch keine Einwirkung. FRANK spricht sich gegen die Kieselsäuretherapie aus. Gegen die gesamte Kieselsäuretherapie wenden sich aber GYE und KETTLE auf Grund von Rattenexperimenten, nach welchen sie einen günstigen Einfluß der im Blute kreisenden Kieselsäure auf tuberkulöse Prozesse überhaupt in Abrede stellen.

Die Akten über die Kieselsäure- und die Inhalationstherapie sind noch nicht geschlossen. Wenn man zugibt, daß Kieselsäure unter Umständen ein Gewebsgift ist, so ist es nach unserer allgemeinen Anschauung durchaus möglich, daß sie in gewissen kleinen Dosen vielleicht auch therapeutisch verwandt werden kann. Wenn man aber bedenkt, daß zur Entstehung der geringsten indurativen Lungenveränderungen nach gewerblicher Staubinhalation meist Jahre erforderlich sind, so wird wohl nach unseren heutigen Kenntnissen im allgemeinen die günstige Wirkung von Kalk- oder Kieselsäureinhalation zu spät kommen; jedenfalls dürfte bei der wichtigsten und manchmal folgenschwersten Erscheinung der Lungentuberkulose, bei den infraclaviculären und Mittelfeldinfiltraten ein rechtzeitig angelegter Pneumothorax den Kranken rascher heilen und vor einem schlimmen Ende bewahren als jahrelang fortgesetzte Staubinhalationstherapie.

Zusammenfassung.

Auf der einen Seite behaupten einige Berichterstatter, daß jeder Staubarbeiter wissen muß, was er zu erwarten hat, nämlich eine Staublunge; andere wieder messen der Staubgefahr eine so geringe Bedeutung zu, daß man sogar die Reinigung der Schulstuben einschränken könne, wieder andere wollen sogar Lungenkranke zwecks Heilung in Staubbetrieben unterbringen. Bei solchem Widerspruch der Meinungen liegt die Wahrheit gewöhnlich in der Mitte; es kommt dann auf den besonderen Fall und auf die einzelnen Umstände an. Aus der Fülle des vorliegenden Erkenntnismaterials schälen sich freilich wenige, aber ziemlich gesicherte Ergebnisse heraus, und zwar:

1. Hinsichtlich der Entstehung von Staublunge und Staublungentuberkulose hängt die Gefährlichkeit einer Staubart von dem Grade der Beimengung von (krystallinischer) *Kieselsäure* (SiO_2) ab. Nahe steht der Kieselsäure der Schmirgel (SiC); Metallschleifstaub ist am gefährlichsten.

2. Bei der Entstehung der Staublunge spielen Infektionen, besonders diejenige mit dem *Tuberkelbacillus,* eine Rolle, Der letztere ist der wesentlichste Hilfsfaktor für die Weiterentwicklung und für den Verlauf der Pneumokoniose.

3. Die Lungentuberkulose bei Staubkranken hat vorwiegend indurativen (cirrhotischen) Charakter. Sie zeichnet sich aus durch langsamen Verlauf, durch ein besonderes Hauptsterbealter, aber noch durch andere Besonderheiten wie durch eigenartige Wirkung auf die Konstitution der Staubarbeiter, durch merkwürdige Verhältnisse hinsichtlich Infektion der Angehörigen. Man ist deshalb berechtigt, von einer besonderen Form der Lungentuberkulose, von der „*Staublungentuberkulose*" (Koniotuberkulose bzw. Tuberkulokoniose) zu sprechen. Ihr Ablauf wird endogen vorwiegend durch immunbiologische Verhältnisse, exogen durch die wirksame Staubart und andere Umwelts- (z. B. soziale) Verhältnisse bestimmt.

Daraus ergibt sich logisch die *Verhütung* von Staublunge und Staublungentuberkulose:

1. Durch wirksame Staubbekämpfung, besonders des Kieselsäure enthaltenden Staubes.

2. Durch Fernhaltung bzw. Ausschluß der tuberkulösen Personen von Staubberufen, einerseits um gesunde Arbeiter durch Infektionsquellen (Bacillenhuster) nicht anstecken zu lassen, andererseits um Tuberkulöse nicht noch staubkrank werden zu lassen. Das geschieht durch sorgfältige Auslese bei der Einstellung und durch dauernde Überwachung der Arbeiter. In Südafrika ist die Wirkung solcher Maßnahmen ausreichend bewiesen worden.

Es ist bedauerlich, daß in Deutschland die Staublunge und die Staublungentuberkulose noch nicht wie in anderen Ländern als *Berufskrankheit* bzw. als *gewerblicher Unfall* Anerkennung gefunden hat. Eine solche Anerkennung, etwa nach englischem Muster, ist anzustreben.

Einzelforschungen sind noch im überreichlichen Maße notwendig. Die Forschungen sind am besten von einer zentralen Stelle aus zu leiten; das WATKINS-PITCHFORDsche Institut in Südafrika kann als gutes Vorbild für eine solche Zentralstelle gelten.

Literatur.

ARNOLD, S.: Untersuchungen über Staubinhalation und Staubmetastase. Leipzig: F. C. W. Vogel 1885. — Beintker, E.: Tuberkulosesterblichkeit und Beruf. Zentralbl. f. Gewerbehyg. u. Unfallverhütung. Bd. 2, Nr. 8, S. 189/195. 1925. — BENJAMIN, G.: Die Tuberkulosesterblichkeit der Bergarbeiter im Ruhrgebiet vor, im und nach dem Kriege. Zeitschr. f. Hyg. u. Infektionskrankh. Bd. 104, S. 224. 1925. — BEYREUTHER, H.: Multiplizität von Carcinomen bei einem Fall von sog. „Schneeberger" Lungenkrebs mit Tuberkulose. — BOGNER: Krankheits- und Sterblichkeitsverhältnisse bei den Prozellanarbeitern. Dtsch. Vierteljahrsschr. f. öff. Ges.-Pfl. Bd. 41. 1909. — BÖHME, A. (1): Zur Kenntnis des Röntgenbildes der Lungenanthrakose. Fortschr. a. d. Geb. d. Röntgenstr. Bd. 29. — (2): Die Staublunge der Bergarbeiter besonders in ihrer Beziehung zur Tuberkulose. Klin. Wochenschr. Jg. 5, Nr. 27. 1926. — (3): Staublunge und Tuberkulose bei den Bergarbeitern des Ruhrkohlenbezirkes. Beitr. z. Klin. d. Tuberkul. Bd. 61, S. 364. 1925. — (4): Chemische Untersuchungen an pneumokoniotischen Bergarbeiterlungen. Klin. Wochenschr. Jg. 3, Nr. 42, S. 1909—1912. 1924. — (5): Das Röntgenbild der Pneumokoniose der Bergarbeiter. Fortschr. a. d. Geb. d. Röntgenstr. Bd. 31, S. 33. 1923. — (6): Die Pneumokoniose der Bergarbeiter im Ruhrbezirk. Fortschr. a. d. Geb. d. Röntgenstr. Bd. 33. S. 39. — (7): Staubkrankheiten und Lungentuberkulose der Grubenarbeiter im Ruhrbecken. IV. Internat. Kongreß f. Unfallheilk. Amsterdam 7.—12. 9. 1925. — BÖHME, A. und LUCANUS (1): Die Verbreitung von Staubveränderungen bei arbeitenden Gesteinshauern. Zentralbl. f. Gewerbehyg. u. Unfallverh. 1926. Nr. 7—9. — (2): Nachuntersuchungen an Staubkranken. Dtsch. med. Wochenschr. 1926, Nr. 38. — BRESSER. A.: Das Gießfieber. Med. Welt Jg. 1, Nr. 34. 1927. — BRITTON, J.: Silicosis. A modern factury health hazard. Journ. of Industr. hyg. Vol. 6, Nr. 5, p. 199—202. 1924. — BROCK, E.: Über die Beziehungen zwischen Steinhauerlungen und Lungensteinen. Med. Klinik. Jg. 20, Nr. 42, S. 1464—1465. 1924. — CARLETON, H. M.: The pulmonary-lesions produced by the inhalation of dust in Guinea-pigs. Journ. of hyg. Vol. 22, Nr. 4, p. 438—472. 1924. — CESA-BIANCHI: Staubinhalation und Lungentuberkulose. Zeitschr. f. Hyg. u. Infektionskrankh. Bd. 73. 1913. — CHAPMAN, H. G.: Dust Affections in Mines. Med. journ. of Australia. Vol. 2, Nr. 13, p. 325. 1923. — CHRIST, A.: Staubmetastasen und Staubtransport bei Steinhauern. Frankfurt. Zeitschr. f. Pathol. Bd. 29, H. 3, S. 398—418. 1923. — CLARK, W. J. und E. B. SIMONS (1): The Dust Hazard in the Abrasive Industry. The Industrial Doctor. März 1926. p. 52—59. — (2): Dust hazard in the Abrasive Industry. Journ. of industrial hyg. Vol. 7, Nr. 8. Aug. 25. — COLLIS, E. L.: Pneumonoconiosis: A summary of present knowledge. Med. journ. of Australia. Vol. 2, Nr. 22, p. 723—725. 1926. — (3): An Inquiry into the mortality of Coal- and Metalliferousminders in England and Wales. Proceedings of the royal society of medicine 1923. Vol. 16 (Section of epidemiology and state medicine), p. 85—101. — (4): The statistical characteristics of pulmonary silicosis. Journ. of state med. Vol. 34, Nr. 7, p. 401—404. 1926. — Cooke, W. E.: Fibrosis of the lungs due to the inhalation of asbestos dust. Brit. med. journ. Nr. 3317, p. 147. 1924. — Corper, H. S.: The pulmonary aspiration of particular matter and pulmonary tuberculosis produced experimentally by aspiration. Americ. review of tuberculosis. Vol. 8, Nr. 4, p. 386—392. 1923. — Cramer, A.: Cancer primitif du pomnon et pneumoconiose localisée à un sommet. Bull. et mém. de la soc. med. des hôp. de Paris. Jg. 38, Nr. 21, p. 926—930. 1922. — Denetz-Krawitz: A propos des pneumoconioses. Rev. belge de la tubercul. Jg. 17, Nr. 2/3, p. 73 bis 76. 1926. — Domann, P.: Die Steinhauerlunge. Veröffentlichung. a. d. Geb. d. Medizinalverwaltung. Bd. 19, H. 8, S. 445—483. 1925. — Drinker, Cecil K.: Modern views upon the development of lung fibrosis. Journ. of industr. hyg. Vol. 3, Nr. 10, p. 295—303. 1922. — Edling, Lars (1): Some contributions to the roentgenology of pulmonary anthracosis. Acta radiol. p. 6, H. 1/6, Vol. 369—390. 1926. — (2): Zur Kenntnis der Röntgenbilder bei Anthrac. pulm. Fortschr. a. d. Geb. d. Röntgenstr. Bd. 25, H. 6, S. 508. 1917/18. — Eickenbusch, F.: Zur Kenntnis der Beziehungen zwischen Tuberkulose und Staublunge. Beitr. z. Klin. d. Tuberkul. Bd. 64, S. 750. 1926. — Engel, H. (1): Staubeinatmung und Tuberkulose. Beitr. z. Zentralbl. f. Gewerbehyg. u. Unf. Verhandl. Bd. 1, H. 2, S. 14. 1925. — (2): Handbuch d. Arbeiterschutzgesetzes u. d. Betriebssicherheit Bd. 1, S. 499. v. Syrup. Berlin: Reimar Hobbing. — Frank. A.: Klinische und experimentelle Beiträge zur Frage der Kieselsäuretherapie bei Tuberkulose. Beitr. z. Klin. d. Tuberkul. Bd. 55, S. 470. 1923. — Freud, A.: Zur Kieselsäurebehandlung der Lungentuberkulose. Therapie d. Gegenw. März 1924. S. 107. — Fruböse, Albrecht: Die Bedeutung der verunreinigten Luft für die menschliche Gesundheit. Veröff. a. d. Geb. d. Medizinalverwalt. Bd. 23, H. 10. 1927. — Gade, H.: Über Pneumokoniosen mit Asthma bei Holzsägearbeiten. Münch. med. Wochenschr. 1921. Nr. 36, S. 1145. — Gardner, Leroy U. (1): Studies on the relation of mineral dusts tuberculosis. Americ. reviews of tubercul. Vol. 7, Nr. 5, p. 344 bis 357. 1923. — (2): Tubercoulous infection and tuberculosis as modificed by experimental pneumokoniosis. Tubercle Vol. 6, Nr. 7, p. 336—341 und Nr. 9, p. 443—453. 1925. — Gardner und Dworski: The relatively early lesions produced by Inhalation of marble dust and their influence on pulmonary tuberculosis. Americ. review of tubercul. Vol. 6, Nr. 9, Nov. 1922. — Goadby, Sir Kenneth: A case of ironstone phthisis. Lancet. Vol. 209, II., Nr. 15, p. 752. — Gordon, L. von: Über gewerbliche Erkrankungen der oberen Atmungsorgane, Mundhöhle einschließlich Zähne und über gewerbliches Asthma. Zentralbl. f. Hals-, Nasen- u. Ohrenheilk. Bd. 9, H. 3, S. 113—192. — Grahn, E.: A case of pneumoconiosis. Tubercle. Vol. 2, p. 542. 1921. — Gray, Ethan A.: Pneumokoniosis. Illinois med. journ. Vol. 46, Nr. 3, p. 212—218. 1924. — Green, S. H.: A case of pneumoconiosis with autopsy findings. Americ. journ. of roentgenol. a. radium therapy. Vol. 11, Nr. 4. — Greenburg, L.: Studies on the industrial dust problem. I. Dust inhalation and its relation to industrial tuberculosis. Public health reports. Vol. 40, Nr. 7, p. 291—309. 1925. — Grimm, W.: Ein interessanter Fall von gewerblichem Asthma. Zentralbl. f. Gewerbehyg. u. Unfallverhüt. N. F. Bd. 4, H. 7. Juli 1927. — Grünewald, M.: Metall und Erz. Bd. 22, H. 21, S. 547/548. — Gross, F.: Über die alveolare Reaktion der Lunge gegenüber Ruß, Quarzstaub und Phthisebacillen und die hier herrschenden Lokalisationsgesetze. Beitr. z. pathol. Anat. u. z. allg. Pathol. Bd. 76, H. 3, S. 374—395. 1927. — Gye, W. E. and Kettle, E. H. (1): Silicosis and Miners' phthisis. Brit. journ. of pathol. Vol. 3, Nr. 5, p. 241—251. 1922. — (2): The pathology of Miners' phthisis. Lancet. Vol. 203, Nr. 17, p. 855—856. 1922. — Hamburger, F.: Über die Tuberkuloseansteckung. Beitr. z. Klin. d. Tuberkul. Bd. 50, S. 162—166. 1922. — Henius, K.: Behandlung der Lungentuberkulose vermittels Einatmung von Kohle, Kalk und Kieselsäure. Beitr. z. Klin. d. Tuberkul. Bd. 59, Jg. 23, S. 312. 1924. — Henius, H. und D. Richert: Zur Frage der Kohlenstaubeinwirkung auf die Bindegewebsentwicklung in der Lunge. Zeitschr. f. Tuberkulose. Bd. 46, H. 2. 1926. — Heymann, B. und Freudenberg, K.: Die Tuberkulosesterblichkeit der Bergarbeiter im Ruhrgebiet vor, in und nach dem Kriege. Zeitschr. f. Hyg. u. Infektionskrankh. Bd. 101, S. 245. 1924; Bd. 104, S. 229. 1925. — Hinze, V.: Zur Diagnostik der Staublunge. Zeitschr. f. Tuberkul. Bd. 42, S. 292—294. 1925. — Hoffmann, Frederik L.: Pneumokoniosis in the stone industry. Americ. reviews of tuberc. Vol. 6, Nr. 9, p. 772—781. 1922. — Hoke, E.: Die Eisenlunge. Med. Klinik 1925. S. 766. — Holtzmann: Zusammenhänge zwischen Zigarrenarbeit und Staublunge. Zentralbl. f. Gewerbehyg. u. Unfallverhüt., N. F.,

Bd. 2, Nr. 11, S. 305/307. 1925. — HOLTZMANN und HARMS: Zur Frage der Staubeinwirkung auf die Lungen der Porzellanarbeiter. Tuberkulosebibliothelk 1923. Nr. 10, S. 1—29. — ICKERT, F. (1): Die Tuberkulose im Mansfelder Gebirgskreis. Veröffentl. a. d. Geb. d. Medizinalverwaltung. Bd. 17, H. 8. Berlin 1923. — (2): Über die gesundheitlichen Verhältnisse im Mansfelder Gebirgskreise. Veröffentl. a. d. Geb. d. Medizinalverwalt. Bd. 19. H. 4. Berlin 1925. — (3): Staublunge und Tuberkulose bei den Bergleuten des Mansfelder Kupferschieferbergbaues. Tuberkulose-Bibliothek Nr. 15. Leipzig: J. A. Barth 1924. — (4): Staublunge und Tuberkulose. Dtsch. med. Wochenschr. Jg. 50, S. 832. 1924. — (5): Über die Häufigkeit der Tuberkulose im Schulkindesalter. Zeitschr. f. Tuberkul. Bd. 44, H. 6. 1926. — (6): Phänotype Vorbedingungen für das Angehen von tuberkulöser Infektion und Reinfektion in der Lunge des Erwachsenen. Zeitschr. f. Tuberkul. Bd. 45, H. 4. 1926. — JAENSCH, W.: Über das Röntgenbild der Pneumokoniosen, insbesondere ihre grobknotige Form. Fortschr. a. d. Geb. d. Röntgenstr. Bd. 28, H. 4, S. 299. 1921/22. — JARVIS, D. C.: The upper respiratory tract in granit dust inhalation. Ann. of otol. rhinol. a. laryngol. Vol. 32, Nr. 2, p. 405—412. 1923. — JÖTTEN, K. W. und W. ARNOLDI: Gewerbe-Staub- und Lungentuberkulose. Berlin: Jul. Springer 1927. — JUNGHANS: Wirkung der Staubeinatmung in Bergwerken. Zentralbl. f. Gewerbehyg. Bd. 10/11, S. 181 und 200. 1919. — ISZARD, M. ST.: Calcium and tuberculosis. Journ. of industr. hyg. Vol. 7, Nov. 25, Nr. 11. — KADISCH, E.: Über das Silicium, speziell die Kieselsäure bei der Therapie der Lungentuberkulose. Beitr. z. Klin. d. Tuberkul. Bd. 53, S. 111. 1922. — KAHLE, H.: Therapeutische Beeinflussung experimenteller Meerschweinchentuberkulose durch Kieselsäuredarreichung. Beitr. z. Klin. d. Tuberkul. Bd. 47, H. 2, S. 298. 1921. — KLEBE, H.: Steinbrüche und Steinhauereien usw. im Handbuch d. Arbeiterschutzes usw. (s. SYRUP) Bd. 2, S. 77. — KLEHMET: Zur Diagnose der Pneumokoniosen. Beitr. z. Klinik. d. Tuberkul. Bd. 46, S. 153. 1921. — KOELSCH (1): Berufsschädlichkeiten. Zentralblatt f. Gewerbehyg. u. Unfallverhüt. N. F., Bd. 3, Nr. 5. 1926. — (2): Theophrastus v. Hohenheim, gen. Paracelsus. Von der Bergsucht und anderen Bergkrankheiten. Berlin: Jul. Springer 1925. — (3): Porzellanindustrie und Tuberkulose. Habilitationsschrift. Leipzig und Würzburg: E. Kabitzsch 1919. — (4): Zur Frage der Staubeinwirkung auf die Lungen der Porzellanarbeiter. Zeitschr. f. Tuberkul. Bd. 39, H. 2, S. 116. 1923. — (5): Die Bedeutung der Gewerbehygiene für die Bekämpfung der Tuberkulose. Zentralbl. f. d. ges. Tuberkuloseforsch. Bd. 21, S. 3. — KOGAN-JASNY: Silicosis universalis. Virchows Arch. f. pathol. Anat. u. Physiol. Bd. 263, H. 1, S. 234 bis 245. 1927. — KONRICH, F.: Über die Wirkung parenteral zugeführten Staubes, besonders auf das Blutbild. „Arbeiten aus dem Reichsgesundheitsamt" Bd. 57. Berlin: Julius Springer 1926. — KOOPMANN, H.: Beitrag zur Frage der Koniosen. Virchows Arch. f. pathol. Anat. u. Physiol. Bd. 253, S. 423. 1924. — KREUSER, F.: Über die Verlaufsart und Ausbreitung der Tuberkulose im Wohngebiet keramischer Arbeiter. Beitr. z. Klin. d. Tuberkul. Bd. 63, S. 530. 1926. — KÜHN, A. (1): Die Behandlung der Lungentuberkulose vermittels Einatmung von Kohle, Kalk und Kieselsäure (Trockeninhalation). Beitr. z. Klin. d. Tuberkul. Bd. 57, H. 4, S. 453—466. 1924. — (2): Die Behandlung der Lungentuberkulose mit Staubinhalation (Trockeninhalation). Münch. med. Wochenschr. Jg. 72, Nr. 38, S. 1591—1592. 1925. — (3): Die Kieselsäure. Stuttgart: Ferd. Enke. — LANGE, B.: Staubinfektion bei der Lungentuberkulose. Zeitschr. f. Hyg. u. Infektionskrankh. Bd. 106, H. 1. — LANGE, B. und NOWOSSELSKI, W.: Experimentelle Untersuchungen über die Bedeutung der Staubinfektion bei der Tuberkulose. Zeitschr. f. Hyg. u. Infektionskrankh. Bd. 104, H. 1/2. — LANDIS, H. R. M.: The relation of organic dust to pneumokoniosis. Journ. of industr. hyg. Vol. 7, Nr. 1, p. 1—5. 1925. — LEESER, F.: Über die Ursachen der geringen Ausbreitung der Lungentuberkulose unter den Bergleuten. Zeitschr. f. Hyg. u. Infektionskrankh. Bd. 104, S. 213. 1925. — LEGGE, R.: Miners' silicosis. Its pathology, symptomatology and prevention. Journ. of the Americ. med. assoc. Vol. 81, Nr. 10, p. 809—810. 1923. — LEHMANN: Staub. Arch. f. Hyg. Bd. 75, S. 134. — LEHMANN, ENGEL, WENZEL: Der Staub in der Industrie, seine Bedeutung für die Gesundheit der Arbeiter und die neueren Fortschritte auf dem Gebiete seiner Verhütung und Bekämpfung. Beihefte zum Zentralbl. f. Gewerbehyg. Bd. 1, H. 2. 1925. — LEHMANN, SAITO und GFRÖRER: Über die quantitative Absorption von Staub aus der Luft durch den Menschen. Arch. f. Hyg. Bd. 75. 1912. — LINDEMANN, W.: Hygiene der Bergarbeiter. Weyls Handbuch d. Hyg. 2. Aufl. Bd. 7, 1. Abt., S. 123. Leipzig 1921. — LUBBENAU, C.: Experimentelle Staubinhalationserkrankungen der Lungen. Arch. f. Hyg. Bd. 63, S. 193. 1907. — MACKLIN,

E. L. und E. L. MIDDLETON: Dust inhalation and pulmonary disease. Lancet. 1. 9. 1923. Vol. 2, Nr. 9, p. 470. — MAVROGORDATO, A.: Studies in experimentel silicosis and other pneumokonioses. Public. of the South African institute for medical research. Johannisburg 1922. Nr. 15. — MAY, W. und PETRI, TH.: Beiträge zur Frage der Pneumokoniose. Beitr. z. Klin. d. Tuberkul. Bd. 58, S. 168. 1924. — MERKEL: Die tuberkulöse Erkrankung siderotischer Lungen. Dtsch. Arch. f. klin. Med. Bd. 42, S. 179. 1888. — MEYER, PAUL: In Syrups Handbuch (s. d.) Bd. 2, S. 159. — MØLLER, P. FLEMMING: The radiographic picture in chalicosis, and its differential diagnosis from other affections of the lungs. Acta radiol. Vol. 8, H. 3, p. 193—208. 1927. — MÜLLER, E. und BERGHAUS: Tuberkulose und Tabakarbeit. Zeitschr. f. Tuberkul. Bd. 44, S. 273. 1926. — MYERS: Studies in the resperatory organs in health and disease. The effects of bituminous coal mining on the vital capacity of the lungs. Americ. reviews of tubercul. Vol. 9, Nr. 1, p. 49. 1924. — NATALI, CL.: Istogenesi e significato dei fenomeni cellulari di difesa nell'infiammazione tubercolare primaria del polmone di coniglio. Sperimentale Jg. 81, H. 1/2, p. 55—105. 1927. — NICOLSON, BALFOUR S.: The dusted lung with special reference to the inhalation of silica dust (SiO$_2$) and its relation to pulmonary tuberculosis. Journ. of industry hyg. Vol. 5, Nr. 6, p. 220—242. 1923. — OLIVER, THOMAS: An address on occupational and other causes of pulmonary fibrosis. Brit. med. journ. 1925. Nr. 3354, p. 685—687. — OTIS, EDWARD O.: Boston, Common pulmonary diseases confused with tuberculosis. Boston med. a. surg. journ. Vol. 186, Nr. 2, p. 41—45. 1922. — PANCOAST, HENRY K.: Roentgenolog. studis of pneumoconiosis and other fibrosing conditions of the lungs. Ann. of clin. med. Vol. 2, Nr. 1, p. 8—23. 1923. — PANCOAST, H. E. und E. P. P. PENDERGRASS: A review of our present knowledge of pneumoconiosis. Americ. journ. roentgenol. Vol. 14, p. 381. 1925. — PATSCHKOWSKI: Über Pneumokoniosen bei den Bergarbeitern des rheinisch-westfälischen Steinkohlenreviers. Beitr. z. Klin. d. Tuberkul. Bd. 57, S. 113. 1924. — POKORNY-WEIL, LILLY: Zur Kenntnis der grobknotigen Form der Pneumokoniose. Fortschr. a. d. Geb. d. Röntgenstr. Bd. 31, H. 1, S. 22—25. 1923/24. — PROBST: Porzellan- usw. Industrie im Handbuch von Syrup (s. d.) Bd. 2, S. 144. — PURDY, I. S.: Silicosis. Miners' phthisis and medical inspection. Med. journ. of Australia. Vol. 2, Nr. 9, p. 234—235. 1922. — RECKZEH: Kalkstaubinhalation und Lungentuberkulose. Berlin. klin. Wochenschr. 1903. Nr. 45. — RIDELL, A. R.: Silicosis. Its relation to tuberculosis. Public. health journ. Vol. 17, Nr. 1, p. 1—8. 1926. — RODENACKER, G. (1): Lungenstaubkrankheiten, Lungentuberkulose, Lungentumor. Zentralbl. f. Gewerbehyg. u. Unfallverhütg. N. F. Bd. 1, Nr. 4/5. 1924. — (2): Die Beziehungen der Tuberkulose zur Gewerbehygiene. Zentralbl. f. Gewerbehyg. u. Unfallverhütg. N. F. Bd. 2, Nr. 9, S. 247/249 und Nr. 10, S. 286/290. 1925. — RONA, N.: Künstliche Staublunge auf intravenösem Wege. Beitr. z. Klin. d. Tuberkul. Bd. 57, H. 3, S. 327 bis 331. 1924. — ROOS, C. B.: Dust in printers' workrooms. Journ. of industry hyg. Vol. 3, Nr. 9, p. 257—263. 1922. — RÖSSLE, R.: Tuberkulose der Staubarbeiter, besonders im Porzellangewerbe. Beitr. z. Klinik d. Tuberkul. Bd. 47, H. 2, S. 325. 1921. — ROSTOSKI, SAUPE und SCHMORL: Die Bergkrankheit der Erzbergleute in Schneeberg in Sachsen („Schneeberger Lungenkrebs"). Zeitschr. f. Krebsforsch. Bd. 23, H. 4/5. 1926. — ROTH: Komp. der Gewerbekrankheiten. 2. Aufl. Berlin: R. Schwetz 1909. — ROUBIER, CH.: Anthracose et cavernes pulmonares. Progr. med. Jg. 51, Nr. 39, p. 481—483. 1923. — SAUPE: Über röntgenologische Lungenbefunde bei der sog. Bergmannskrankheit der Erzbergleute in Schneeberg. Fortschr. a. d. Geb. d. Röntgenstr. Bd. 31, S. 35. 1923 — SCHELLENBERG, G.: Beitrag zum klinischen Bild der Pneumokoniose. Beitr. z. Klin. d. Tuberkul. Bd. 63, S. 178. 1926. — SCHILLING, KARL: Baumwollstaub und Atmungsorgane. Dtsch. Arch. f. klin. Med. Bd. 146, S. 163. 1925. — SCHRÖDER, G.: Handbuch d. Tuberkulose in Bd. 5, herausgeg. von BRAUER, SCHRÖDER, BLUMENFELD. Bd. 4, 2. Hälfte, S. 312. Leipzig: J. A. Barth 1922. — SOMMERFELD, TH.: Atlas der gewerblichen Gesundheitspflege. Berlin: Preuß. Verlagsanstalt. 1926. — STAUB-ÖTIKER, H.: Die Pneumokoniose der Metallschleifer. Arch. f. klin. Med. Bd. 119, S. 469. 1916. — STEPP, W.: Zur Kasuistik der Staubinhalationskrankheiten. Med. Klinik 1916. S. 589. — STERNBERG, MAXIMILIAN: Neuere Anschauungen über die Staubkrankheiten der Lunge. Wien. med. Wochenschr. 1925. Nr. 18, S. 1061. — STEUART, W.: Radiography in its relation to Miners' phthisis on the Widwatersrand. Arch. of radiol. a. electrotherapy. Vol. 27, Nr. 9, p. 277—286. 1923. — STORM VAN LEEUWEN und KREMER: Die Pathogenese des Asthma bronchiale, insbesondere seine Beziehungen zur Anaphylaxie. Von ESSKUCHEN: Behandlung des Asthma bronchiale im allergenfreien Zimmer. Klin. Wochenschr. Jg. 5, Nr. 16, S. 686—688 und 691—695. 1926.

Ref.: Zentralbl. f. Gewerbehyg. u. Unfallverhütg. N. F. Bd. 4, H. 3. 1927. — SUTHERLAND, C. L. and W. C. RIVERS: Experiences of the refractoris industries (silicosis) scheme 1919. Tubercle Vol. 4, Nr. 6, p. 255—258. 1923.— TAMANN, H. und O. BRUNS: Spirometrische Untersuchungen an Bergarbeitern. Ein Beitrag zur Genese des Emphysems. Zeitschr. f. d. ges. exp. Med. Bd. 33, H. 3—6, S. 350. 1923. — TATTERSALL, N.: The occurance and clinical manifestations of silicosis among hard-ground-workers in coal-mines. Journ. of state med. Vol. 35, Nr. 4, p. 203—216. 1927. — TEICHERT, HERMANN: Die englischen Arbeiterschutzvorschriften für Metallschleifereien. Zentralbl. f. Gewerbehyg. u. Unfallverhütg. N. F. Bd. 3, Nr. 6, S. 171—174. 1926. — THIELE: Keramische Industrie und Tuberkulose. Zeitschr. f. Tuberkulose Bd. 34, H. 3/4, S. 303. 1921. — THORAL: Die Specksteinlunge. Beitr. z. pathol. Anat. u. z. allg. Pathol. Bd. 20, S. 85. 1896. — Transactions of the Americ. Institute of Min. and Met. Engineers Vol. 68. 1923. Ref.: Zentralbl. f. Gewerbehyg. u. Unfallverhütg. N. F. Bd. 3, Nr. 6. 1926. — Tuberculosis statistics. Mortality from pulmonary tuberculosis in various dustry trades. Tubercle Vol. 4, Nr. 3, p. 113. 1922. — VOLLRATH, L.: Tuberkulosesterblichkeit der Porzellanarbeiter Thüringens. Beitr. z. Klin. d. Tuberkul. Bd. 47, H. 2, S. 237. 1921. — WARBURG, O.: Das Carcinomproblem. Zeitschr. f. angew. Chemie 1926. Nr. 32. — WATKINS - PITCHFORD, W. (1): Miners' phthisis. Med. journ. of Australia. Vol. 2, Nr. 13, S. 325—327. — (2): The diagnosis of silicosis. Med. journ. of Australia. Vol. 2, Nr. 15, p. 382—384. 1923. — (3): The silicosis in the South African gold mines, and the changes produced in it etc. Journ. of industr. hyg. Vol. 9, Nr. 4, p. 109—139. 1927. — (4): Gen'l. Reports. Miners' phthisis prevention. Com. Johannesburg, South Africa 1917, 1918, 1919, 1920, 1921, 1922, 1923, 1924. — WEBER, F. A.: Die Bergkrankheit der Erzbergleute in Schneeberg in Sachsen. Arb. a. d. Reichsgesundheitsamt. Bd. 57. 1926. Berlin: Jul. Springer. — WENZEL: Vgl. LEHMANN. — WILLIS, H. ST.: Studies on tuberculous infection. VIII. Spontaneous pneumokoniosis in the guinea pig. Americ. review. of tubercul. 1921. Nr. 3, p. 189—215. — WHITE, WILLIAM, CHARLES: Economic levels and tuberculosis groupings. Nations health. Vol. 4, Nr. 7, p. 428 bis 430. 1922. — WOLFF, G.: Kalkstaub und Tuberkulose. Berlin: Kalkverlag, G. m. b. H. 1925. — WOLFFSON, ERNST: Bericht über das Geschäftsjahr 1926/27 der Tätigkeit der Lungenfürsorge in Hamburg. — WOHLFEIL, T.: Untersuchungen über den Keim- und Staubgehalt und die Reinigungsverhältnisse in Königsberger Volksschulklassen. Zeitschr. f. Schulgesundheitspflege u. soz. Hyg. 1926. Nr. 6.

Nachtrag bei der Korrektur: MAVROGORDATO: Contrib. to the Study of Miners' Phthisis. Dez. 1926, Johannisburg. The South African Institute for Medical Research.

Sachverzeichnis.

Druck der Universitätsdruckerei H. Stürtz A. G., Würzburg.

Diagnostik und Therapie der Lungen- und Kehlkopf-Tuberkulose.
Ein praktischer Kursus. Von Dr. **H. Ulrici**, ärztl. Direktor des Städtischen Tuberkulosekrankenhauses Waldhaus Charlottenburg, Sommerfeld (Osthavelland). Mit 99 zum Teil farbigen Abbildungen. VI, 263 Seiten. 1924.

RM 18.—; gebunden RM 19.50

Aus den Besprechungen:

Das Buch ist für Ärzte bestimmt, die die schulmäßige Kenntnis der Tuberkulose schon besitzen und sich über die moderne Diagnostik und Therapie genauer orientieren wollen. Nach einer kurzen Übersicht über die Pathogenese der Tuberkulose, namentlich auf Grundlage der Rankeschen Arbeiten, wird die pathologisch-anatomische Einteilung nach Aschoff besprochen. Die spezifische Diagnostik wird auf das ihr gebührende Maß reduziert. Nach einer kurzen Schilderung des klinischen Verlaufes der verschiedenen Formen von Lungentuberkulose folgt die Therapie, unter der namentlich die allgemeine Behandlung und die Kollapstherapie Berüksichtigung finden, während die spezifische Therapie sehr skeptisch beurteilt wird. Aus dem ganzen Buch spricht der erfahrene Phthiseotherapeut, der alle modernen Methoden kennt und auf Grund reicher Erfahrung nur das Wertvolle beibehält, dieses aber in wirklich brauchbarer Form darstellt. „Klinische Wochenschrift".

Die Tuberkulose und ihre Grenzgebiete in Einzeldarstellungen.
Beihefte zu den Beiträgen zur Klinik der Tuberkulose und spezifischen Tuberkuloseforschung. Herausgegeben von **L. Brauer**-Hamburg und **H. Ulrici**-Sommerfeld.

Band I: **Die allgemeinen pathomorphologischen Grundlagen der Tuberkulose.** Von Dr. **W. Pagel**, Assistent am Pathologischen Institut der Universität Tübingen. VIII, 175 Seiten. 1927. RM 12.—; gebunden RM 14.70 *

Band II: **Die Bronchiektasien im Kindesalter.** Von Dr. **O. Wiese**, Chefarzt der Kaiser-Wilhelm-Kinderheilstätte bei Landeshut i. Schl. Mit 86 Abbildungen. IV, 116 Seiten. 1927. RM 12.90; gebunden RM 15.— *

Band III: **Anatomische Untersuchungen über die Tuberkulose der oberen Luftwege.** Von Dr. **Paul Manasse**, o. ö. Professor an der Universität und Vorstand der Klinik für Ohren-, Nasen- und Kehlkopfkranke in Würzburg. Mit 62 Abbildungen. IV, 101 Seiten. 1927. RM 9.90; gebunden RM 12.— *

** Die Bezieher der „Beiträge zur Klinik der Tuberkulose und spezifischen Tuberkuloseforschung" und des „Zentralblattes für die gesamte Tuberkuloseforschung" erhalten die Sammlung mit einem Nachlaß von 10%.*

Die Staublungenerkrankung (Pneumonokoniose) der Sandsteinarbeiter.
Von Ministerialrat Prof. Dr. **A. Thiele**, Landesgewerbearzt in Dresden, und Stadtmedizinalrat Dr. **Erich Saupe**. Privatdozent an der Technischen Hochschule Dresden. Mit 22 Abbildungen. III, 69 Seiten. 1927. RM 6.90

(Bildet Heft 17 der „Schriften aus dem Gesamtgebiet der Gewerbehygiene".)

Gewerbestaub und Lungentuberkulose (Stahl-, Porzellan-, Kohlen-, Kalkstaub und Ruß).
Eine literarische und experimentelle Studie von Dr. med. **K. W. Jötten**, o. ö. Professor der Hygiene und Direktor des Hygienischen Instituts der Westfäl. Wilhelms-Universität in Münster i. W., und Dr. med. **W. Arnoldi**. ehemal. Assistent am Hygienischen Institut in Münster i. W. Mit 105 Abbildungen. VI, 256 Seiten. 1927. RM 27.—

(Bildet Heft 16 der „Schriften aus dem Gesamtgebiet der Gewerbehygiene".)

Wohlfahrtspflege, Tuberkulose, Alkohol, Geschlechtskrankheiten.
(„Handbuch der sozialen Hygiene und Gesundheitsfürsorge", herausgegeben von **A. Gottstein**-Charlottenburg, **A. Schlossmann**-Düsseldorf und **L. Teleky** Düsseldorf. 3. Band.) Bearbeitet von E. G. Dresel, A. Goetzl, H. Haustein, H. Maier, S. Peller, G. Simon, L. Teleky, R. Volk. Mit 37 Abbildungen. VIII, 794 Seiten. 1926. RM 54.—; in Halbleder gebunden RM 59.70

Gewerbehygiene und Gewerbekrankheiten.
(„Handbuch der sozialen Hygiene und Gesundheitsfürsorge", herausgegeben von **A. Gottstein**-Charlottenburg, **A. Schlossmann**-Düsseldorf und **L. Teleky**-Düsseldorf. 2. Band.) Bearbeitet von A. Alexander, E. Beintker, R. Bernstein, H. Betke, A. Bogdan, E. Brezina, H. Bruns, B. Chajes, R. Cords, A. Czech, M. Epstein, H. Fischer, R. Fischer. G. Frey, H. Gerbis, B. Heymann, G. Hohmann, F. Holtzmann, G. Joachimoglu, R. Kaufmann, E. Koch, F. Koelsch, W. Mager, K. Mendel, A. Neumann, M. Oppenheim, A. Peyser, K. Sannemann, W. Schürmann, B. Sellner, O. Spitta, M. Sternberg, L. Teleky, A. Thiele, H. Zangger. Mit 56 Abbildungen. VIII, 816 Seiten. 1926. RM 54.—; in Halbleder gebunden RM 59.70

Verlag von Julius Springer in Berlin W 9

Das Tuberkulose-Problem. Von Privatdozent Dr. med. et phil. **Hermann v. Hayek**, Innsbruck. Dritte und vierte, neu bearbeitete Auflage. Mit 48 Abbildungen. X, 392 Seiten. 1923. RM 12.—; gebunden RM 14.50

Lungen-Tuberkulose. Von Dr. **O. Amrein**, Chefarzt am Sanatorium Altein, Arosa. Zweite, umgearbeitete und erweiterte Auflage der „Klinik der Lungentuberkulose". Mit 26 Textabbildungen. VI, 141 Seiten. 1923.
RM 6.—; gebunden RM 7.50

Praktisches Lehrbuch der Tuberkulose. Von Professor Dr. **G. Deycke**, Hauptarzt der Inneren Abteilung und Direktor des Allgemeinen Krankenhauses in Lübeck. Zweite Auflage. (Fachbücher für Ärzte, Band V.) Mit 2 Textabbildungen. VI, 301 Seiten. 1922. Gebunden RM 7.—
Die Bezieher der „Klinischen Wochenschrift" erhalten die „Fachbücher für Ärzte" mit einem Nachlaß von 10%.

Die Heliotherapie der Tuberkulose mit besonderer Berücksichtigung ihrer chirurgischen Formen. Von Dr. **A. Rollier**, Leysin. Zweite, vermehrte und verbesserte Auflage. Mit 273 Abbildungen. VI, 248 Seiten. 1924.
RM 15.—; gebunden RM 17.40

Besonnung und Belüftung Gesunder, Gelenk- und Lungentuberkulöser. Von Professor Dr. med. **Eugen Kisch**, ärztlicher Leiter der „Heilanstalten für äußere Tuberkulose" in Hohenlychen und des „Ambulatoriums für knochen- und gelenkkranke Kinder" in Berlin. Mit 6 Abbildungen. IV, 16 Seiten. 1926. RM 1.80

Über die Entwicklung der Lungentuberkulose. Von Prof. Dr. **Ernst v. Romberg.** Geh. Med.-Rat, Direktor der I. Med. Klinik der Universität München. Zweite Auflage. Mit 12 Abbildungen. 28 Seiten. 1928. RM. 1.80

Verlag von Julius Springer in Wien

Die Klinik der beginnenden Tuberkulose Erwachsener. Von Professor Dr. **Wilhelm Neumann**, Privatdozent an der Universität Wien, Vorstand der III. Medizinischen Abteilung des Wilhelminenspitals. In 3 Teilen.
Erster Teil: **Der Gang der Untersuchung.** Mit 26 Abbildungen. 158 Seiten. 1923.
RM 7.20
Zweiter Teil: **Der Formenkreis der Tuberkulose.** Mit 69 Textabbildungen und einer Tabelle. 266 Seiten. 1924. RM 12.60
Dritter (Schluß-) Teil: **Das Heer der nicht tuberkulösen Apizitiden und der fälschlich sogenannten Apizitiden.** Mit 72 Textabbildungen. 176 Seiten. 1925. RM 8.40
Band I—III in einem Ganzleinenband gebunden RM 30.—

Die Kollapstherapie der Lungentuberkulose. Mit besonderer Berücksichtigung des künstlichen Pneumothorax. Von Primarius Dr. **Hanns Maendl**, Chefarzt der Heilanstalt Grimmenstein. Mit 116 Textabbildungen. IX, 206 Seiten. 1927.
RM 18.--; gebunden RM 20.40